张仲景方剂研究

林家坤 著

科学出版社

北 京

内 容 简 介

本书是江西省萍乡市中医院林家坤教授学习张仲景方剂的析疑与临证心得。全书文章篇幅长短不一，理论联系实际，说理透彻，既有科学推理，又有现代科学成果佐证，更有临证心得，视野开阔。

本书可作为医药院校相关师生学习方剂的参考书，也可作为制药企业及科研院所从事方剂研究与开发、制剂生产、中医药研究等相关专业技术人员和科研管理人员的技术指导参考书。

图书在版编目（CIP）数据

张仲景方剂研究 / 林家坤著. —北京：科学出版社，2021.6
ISBN 978-7-03-068904-7

Ⅰ. ①张… Ⅱ. ①林… Ⅲ. ①《伤寒杂病论》-方剂-研究 Ⅳ. ①R222.16

中国版本图书馆 CIP 数据核字（2021）第 099338 号

责任编辑：刘 亚 / 责任校对：王晓茜
责任印制：徐晓晨 / 封面设计：蓝正设计

科 学 出 版 社 出版
北京东黄城根北街 16 号
邮政编码：100717
http://www.sciencep.com

天津市新科印刷有限公司 印刷
科学出版社发行 各地新华书店经销
*
2021 年 6 月第 一 版 开本：787×1092 1/16
2021 年 6 月第一次印刷 印张：11 3/4
字数：261 000
定价：**68.00 元**
（如有印装质量问题，我社负责调换）

哲眼看中医

——写在《张仲景方剂研究》出版之际

中医药学是中华民族的宝贵遗产，流传至今从未中断。进入 20 世纪后，关于中医药存废的争论一直没有停止过，其中"中医是伪科学"是张功耀等反中医人士的主要观点，也是他们叫嚣"取消中医"的理由。中医的本质是什么？什么是中医自身的规律？中医药应如何发展？……作为一个多年从事中医临床的工作者，笔者一直在思索。

（一）

中医是一门哲学，一门关于生命的深奥哲学。阴阳是这门哲学的基础，金、木、水、火、土（五行）是阴阳变化的具体形式。"阳生阴长，阳杀阴藏"，阴阳的变化，金、木、水、火、土的相生相克，构成了错综复杂的大千世界。

气是中国古代哲学范畴系统中一个最重要、最基本的范畴；气一元论（又称元气论），是中国古人认识世界的自然观。阴阳学说建立在气一元论的基础上，是中国古代医家关于对立规律的认识，气是阴阳对立的统一体，物质世界在阴阳二气的相互作用下，不断运动变化。五行学说是中国古代朴素的普通系统论。

中医学继承和发展了中国古代哲学的气一元论、阴阳学说和五行学说，据此阐明人类生命活动和外界环境之间的关系，疾病的发生、发展及其防治规律，以及增进健康，延年益寿和提高劳动能力的措施等。中医学在探索人体生命运动规律时，把当时先进的哲学理论和医学理论熔铸成为一个不可分割的整体，运用综合思维方式分析和解决医学理论和医学实践，体现出传统文化的特点。时至今日，还无法用分析手段使其脱离自然哲学而成为独立存在的实证医学。

"医易相通"，《易经》是中国古代哲学最重要的著作。易即日与月，阴与阳。《易经》云：太极生二仪，二仪生四象，四象生八卦，有生于无，无为道，一为有，乃太极。"道生一，一生二，二生三，三生万物"，阴阳不以数推，以象谓之。五运六气，三阴三阳，阴阳虚实表里等中医理论均包含《易经》的哲学思想：阴阳不以数推以象谓之。"以象谓之"是人类历史上最有智慧的科学理论和科学方法。而医圣遣方用药中无不闪耀着这种科学理论的光芒和思辨的风采。

（二）

中医药是我们先辈用无数生命换来的无比珍贵的科学知识财富，历经磨难……回顾和反思百年来中医发展的风雨历程，不难发现，中医发展一直笼罩在科学主义的阴影中。科学主义视科学（现代科学）为最高的价值标准，用这种标准来理解、评价中医，其结果必然将中医视为"非科学"，便提出了"废止中医"、"废医存药"、"中医科学化"的主张。

如果用现代意义上的科学标准来衡量，不但中医不是科学，古代西医也不是科学。医学经历了一个漫长的历史发展过程，从童年的幼稚，到青年的壮大，再到中年的成熟，不同时期有着不同的特征，古代医学带有经验色彩和自然哲学特征，中、西医学概莫能外。

中医药历经几千年没有被其他的医学体系所取代的主要原因就在于其疗效。20 世纪 50 年代流行性乙脑的防治，21 世纪初 SARS 的防治及当下新冠肺炎的中医治疗无不昭示中医的神奇。每个时代的科学知识都有其局限性和不完整性，仅凭某些个案就一棍子将中医打入"巫术"、"庸医"之列，这种言论有何科学道理。现代医学也绝不可能包治百病，在临床上也有可能束手无策，甚至出现失误和医疗事故。美国 FDA 严格审批上市的药品，仍会产生一些毒副作用，因药源性致死的事例也有不少。

什么叫科学？用西方人的话来说"存在的就是科学的"。中医学以"五脏中心论"为医学体系，认为人体脏器和精神具有"相生相克"的统一性，局部的疾病是全身功能失调的反映，正如《黄帝内经》所说的"偏阴偏阳之疾"，后来西医学也证实了这一点。中医讲"上医治神"，近代西方医学研究也表明，人的精神因素与免疫功能有相当大关系。中医都知道"脾为后天之本"，脾是体内一个十分重要的脏器，而西方医学在以前的解剖学里却并没有脾脏一说。后来，西医也发现了脾脏，而它的功能与中医古书上说的一模一样。还有以往西医教科书里，虽有"胸腺"一词，却说我们不了解它的功能，甚至怀疑它的真实存在，或已经退化。直到 20 世纪 80 年代，出现了艾滋病后，西医才发现胸腺不但没有退化或失去功能，而且还是免疫系统中最重要的一部分。中医将胸腺称为"膻中"或"心宫"，是人体"固本培元"（提高免疫功能）的一个重要器官。若单从医理、脾脏和胸腺而论，中医药在对人体生生不息规律的认识上不但是客观的、整体的和科学的，而且比西方医学早了两三千年。

不同民族具有各自独特的民族文化传统与思维方式，不同的思维方式形成了不同的科学传统。中西医学分别诞生于各自不同的文化土壤里，各民族的文化传统，特别是其价值观念和思维方式对医学的形成及发展起着非常重要的作用，它不仅影响着医学对象和方法的选择，而且制约着医学的性质和发展方向。可以说，中西医学的差异本质上是不同文化模型的结果。尽管其他自然科学近代以来淡化了民族性，成了"世界科学"，但医学对象和医学性质的特殊性使其在一定范围内、一定程度上保存了一些民族性，这些民族医学在现代医疗体系中仍占有一席之地，至今发挥着现代医学无法取代的作用。

我国的传统文化实际上是基于直觉认知法，力图从整体上来认识复杂事物，中国古代科学方法重视从宏观、整体、系统的角度研究问题，其代表是中医的研究方法：先有大量的实践，在实践过程中形成经验，在经验的基础上提出一些概念和方法，这些概念和方法再发展成为一些原理，再用这些原理解决一些实际问题，然后证明这些原理的正确性，反复多次以后就形成一个称为理论的东西。西医研究人体采用还原论的方法，即把基本事物简化为基本单元，还原论的缺点是不适合多、杂事物的研究。近代以来，西医学采用还原论的方法取得了巨大的成功，随着医学的发展，生命现象的多样性和复杂性的发现，还原论方法的局限性日趋显露。中医治疗疾病的经验显然是古朴的，但其是被人类几千年文明反复实践证明了的，是真理，是科学，这种科学是复杂系统内的科学，这种重整体、联系、动态功能的有机和整体论方法将更契合生命的本质。

药理实验研究提示，白虎汤煎剂并无抗脑膜炎球菌的作用。桂枝汤、麻黄汤等在体外并无抗菌作用，用于临床却疗效卓著的原因在于用各种触发机制来调动机体的自我调节功能，以达到"阴阳自和"而取效，即"蝴蝶效应"。有力揭示了中医是复杂性科学这一命题。

（三）

中医是一门艺术，研究的是形而上学的身体，需要悟性和灵感。中医的诊疗过程与其说是技术操作，毋宁说是艺术创作，光说把脉，人有浮、沉、迟、鼓、濡等二十多种脉象，什么是浮脉，什么是沉脉，全靠医生自己去领悟。四季脉象各有差异，所谓春弦、夏洪、秋毛、冬石。悟性高的人领悟得就好，悟性低的人领悟得就差。中医把脉，左手寸关尺是心、肝、肾；右手寸关尺是肺、脾、命门。中医把脉就像是音乐家听音乐，春弦、夏洪、秋毛、冬石，脉的跳动需要有悟性的人慢慢去体会。中医是"至精至微之道"，什么圆滑、从容、和缓、疾数……需要天赋和悟性。

中药出于自然，来自天然。巨龙细虫、飞禽海鲜、春华秋实、斗兽鸣蝉、丹石黄土、悬瀑流泉，都可入药，争显不凡。医师面对群药，选贤任能，精心调遣，使方中药物动静互制，刚柔并用，升降互济，寒热相安，七情相合，相辅相成，君臣佐使，次第井然。中医处方需要灵感，需要创造，有时这种灵感和创造是不可复制的，一张处方就是一篇文章，中心思想、段落大意、修辞手法一应俱全，高明的医师开出的方剂思路清楚，主题突出，详略得当，君、臣、佐、使各得其位，和谐统一，疗效卓然。好处方就像好诗文，不可多得，"明月几时有，把酒问青天"是绝妙好词，可以流传千古。"六味地黄丸"是完美配方，可以造福万代。从本书中，我们知道六味地黄丸是肾气丸的衍生方，肾气丸是补肾方的鼻祖。从

"肾气丸""六味地黄丸"等补肾方中可发现其选药之精，组合之美，剂量大小和谐，无不体现出天地妙意，堪称处方精品。至于本书中的中药煎煮法，佐药、使药、药引探析和方剂中药物量效关系初探等，均可看出张仲景方剂药证合拍，细密谨严，如五音谱写成的悦耳乐章，犹如七彩调染的动人画面，用之祛病疗疾，疗效卓然。仲师之方不愧为"众方之祖"。

（四）

党的十九届五中全会提出的坚持创新在我国现代化建设全局中的核心地位，把科技自立自强作为国家发展的战略支撑，再次为我国中医药事业的发展指明了方向。当前，中医药事业面临着创新发展的大好机遇。

21世纪疾病医学向健康医学发展，从重治疗向重预防发展，从对病源的对抗治疗向整体治疗发展，从重视病灶的改善向重视生态环境的改善发展，从群体治疗向个体治疗发展，从生物治疗向新生命综合治疗发展，从强调医生的作用向重视患者自我保健作用发展，从以疾病为中心向以患者为中心发展，这些都是中医药的特长和优势，中医药理论体系的指导思想及其哲学内涵是非常符合这个时代的发展趋势的，中医药在新时代具有极其广阔的发展前景和旺盛的生命力。

中医学是一门伟大的艺术，它有通天的手眼，高明的中医可以"司外揣内"，不需要现代化的检测设备就可以窥透人体内部的疾病。中医不仅可以在疾病的初级阶段发现它，还能提前消除疾病，这就是常说的"中医治未病"。这两点是中医的最高境界，也是中医的生命所在。

中医药简、便、廉、验，在某些疾病治疗过程中有独到之处，或者比西医更简便有效，或者更容易为患者所接受，中医药是我国目前解决群众看病难、看病贵的有效途径。中国传统中医药的生存发展，必须坚持"科学发展中医药"这一基本原则，要以科学发展观为指导思想，遵循继承与创新相结合的原则，保持发扬中医药的特色和优势，积极利用新的理论成果和现代科学技术，促进中医药理论和实践的全面发展，在坚持中医"姓中"的基础上，实现我国中医药的与时俱进。

"路漫漫其修远兮，吾将上下而求索"。继承和发展中医药事业需要一大批有识之士，踏踏实实，埋头苦干，才能把老祖宗留下来的瑰宝发扬光大。只要有更多热爱中医药事业的积极倡导者和勇于实践者，中医药事业一定会迎来新的明天。

江西省名中医、江西中医药大学教授、博导

萍乡市中医院党委书记、主任中医师

2020年10月

目　录

1　张仲景是方剂学的鼻祖

东汉著名医学家张仲景著《伤寒杂病论》，其中《伤寒论》载方113首，《金匮要略》载方262首，二书除缺方和重复方外，总共有360余方，其中使用药物达214种之多。书中不少有名方剂千百年来一直被历代医家沿用，以治疗临床各科疾病，且有较高的疗效。故后世医家把《伤寒杂病论》赞誉为"方书之祖"，其对后世方剂等发展影响甚大。

在药物剂型方面，《伤寒论》和《金匮要略》二书中的剂型就有十余种。除以汤剂为主外，还有丸剂（抵当丸）、散剂（蜀漆散）、酒剂（红蓝药酒）、洗剂（狼牙汤、苦参汤）、熏剂（雄黄熏方）、坐药（蛇床子散）、肛门栓剂（蜜煎导）、阴道栓剂（矾石丸）、灌肠剂（猪胆汁导）等。不但在数量上比《黄帝内经》（以下简称《内经》）有所增加，而且在制剂方面也有很多充实和发展。如在《伤寒论》与《金匮要略》中所见丸剂的制作方法有两大类：一类是直接丸法；一类是加料丸法。散剂也有两类制作方法：一是直接将药物研磨为散；一是将药物经煅烧炮制后再研成散。此成为后世药剂发展的先声。

张仲景对汤剂的煎煮方法、服药方法等均很重视，记载颇详。煎煮方法有先煎、后下、分煎、去渣再煎、沸水渍泡等。煎药的用水也各有所异，如清水、甘澜水、麻沸水、清浆水、潦水、泉水、井花水、醋水合煎、水酒合煎等。在服药方法上，如服桂枝汤要"啜热稀粥，以助药力"，应"温覆令一时许，遍身絷絷微似有汗"，"不可令如水流离，病必不除"，告诉我们服解表药要恰到好处。既要发汗又不可大汗，以达祛邪而不伤正之功。又如用大乌头煎时，在方后注明"强人服七合，弱人服五合；不差，明日更服，不可一日再服"等语，示人以峻剂逐邪必须慎重，要视患者体质强弱而增减剂量，避免因逐邪太过而损伤正气，以致病未去而正气已伤，治疗就比较困难。

方剂学还包括了治疗方法的内容，中医治法虽多，但一般可以"八法"概言之，虽然八法内容早在《内经》中就已提出，而《伤寒杂病论》方剂中，却处处体现出八法的灵活运用，如麻黄汤、桂枝汤之汗法，瓜蒂散之吐法，承气汤之下法，小柴胡汤之和法，理中汤、四逆汤之温法，白虎汤之清法，鳖甲煎丸之消法，黄芪建中汤、肾气丸之补法，充实了中医治法的内容。

正因为张仲景制方法度严谨，简练精当，疗效显著，在方剂学方面，历来医家都给予仲景极高的评价。如南北朝时陶弘景说："惟仲景一部，最为众方之祖。"清代喻嘉言说他是"众法之宗，群方之祖"。所以，张仲景是方剂学的鼻祖。

2 《伤寒论》制方用药研究

有关制方用药的记述，目前能看到的最早的有典型代表性的方书莫过于东汉张仲景所著的《伤寒论》。张仲景撰此书，总结了秦汉以前的方药知识和经验，并根据自己的临床心得，提出了依证立法、依法立方、依方立药的原则，从而打开了脉证并治、有法有方的新局面，为后世临床医学奠定了坚实的基础，被历代医家推崇为"众方之祖"。

任应秋教授谓书中所列方剂："药味无多，配合得宜，经历二千余年历代医家的临床验证，疗效均甚确切，只要辨证准而用之无不如响斯应，实为方剂学中无出其右的典型。"因此，研究仲景制方用药特点，深有必要。

（一）《伤寒论》对方剂的命名规律

1. 以君药命名

《伤寒论·辨太阳病脉证并治》云："太阳病，头痛、发热、身疼、腰痛、骨节疼痛，恶风无汗而喘者，麻黄汤主之。"这是仲师为太阳伤寒表实证而设。既为风寒外束、营阴郁遏，则治当发汗解表宣肺。方中：麻黄辛苦而温，功能发汗散寒，宣肺平喘；桂枝解肌发表；杏仁宣肺止咳；甘草调和诸药。综观全方，当以麻黄为主药，正因为麻黄一味就具备了整方的功能，故方以麻黄命名而为"麻黄汤"。其他如乌梅丸、茵陈蒿汤、桂枝汤、葛根汤、黄芩汤、白头翁汤、麻子仁丸、猪苓汤等，皆准此。

2. 以方剂的全部药物命名

"伤寒若吐下后，心下逆满，气上冲胸，起则头眩，脉沉紧，发汗则动经，身为振摇者，茯苓桂枝白术甘草汤主之"，伤寒误用吐下，损伤脾胃，中气一亏，转运失职，致水液停聚为饮，水气上逆，而成诸证，治当健脾利湿、化气行水。方用桂枝温阳化气，平冲降逆；苓桂相配，以通阳行气、淡渗利水，使治节之令行而水饮之邪去；白术健脾燥湿，则土壮水退，与苓桂相伍，同治中焦，化气利水；甘草调和诸药，与桂枝相合，辛甘化阳，消退阴翳。全方共奏温脾化饮之功，配伍精当，为温化水饮方之冠。正由于此，仲师以全部药物命名之，其他如麻黄杏仁甘草石膏汤、苓甘五味姜辛汤、麻黄杏仁薏苡甘草汤等，均此类也。

3. 以方剂的作用命名

此类方剂的命名在仲景方中见之亦较多，使人观方而能知疾病之机。如《伤寒论》320条"少阴病，得之二三日，口燥咽干者，急下之，宜大承气汤"，从文中可以看出，大承气汤乃为急下所设。方名"承气"，承乃承顺，气乃胃肠之气而言。因阳明燥实，壅塞胃肠，腑气不通，故治当以攻下燥屎，使胃气承顺，浊者得降，壅者得通，此正"承气"与"急下之"为一义也。正如柯琴谓"诸病皆因于气，秽物之不去，由于气之不顺，故攻积之剂必用行气以主之，亢则害，承乃制，此承气之所由；又病去而元气不伤，此承气之义也"。其他如大、小建中汤，小承气汤，调胃承气汤，排脓散，理中汤，抵当汤等，不一而足。

4. 以病机命名

所谓"辨证论治"就是随证而治，证之要点，在于审查病机。方剂以病机命名，使人一目了然，若疾病列于眼前，如大、小陷胸汤之类。成无己云："结胸为高邪，陷下以平之，故治结胸曰陷胸汤。"正是由于此方有疗水饮热结居于胸中之功，故以陷胸名之，可谓精当之至。

5. 以主症命名

这类命名方法是以疾病过程中所表现出的主要症状而命名的。《伤寒论》318 条云："少阴病，四逆，其人或咳，或悸或小便不利，或腹中痛，或泄利下重者，四逆散主之。"首以"四逆"言之，不难看出，"四逆"乃证之主症，基于此，而以"四逆"命名之，其他如四逆汤等亦是。

6. 据药物或功效结合症状命名

这是以药物在方剂之中所起的主要作用或方剂之功效与其病证的主要症状结合的命名方法。《伤寒论》151 条云："手足厥逆，脉细欲绝者，当归四逆汤主之。"本证乃由血虚感寒，寒凝血滞，四肢失温所致。治当温经散寒，养血通脉，故君以当归辛温，血中气药以散内寒而温血。因为有"手足厥寒"，故亦予"四逆"命名之，实为药、症合而命名的代表。

《伤寒论》337 条又云："少阴病，下利清谷，里寒外热，手足厥逆，脉微欲绝，身反不恶寒……通脉四逆汤主之。"此为阴盛格阳之证，从"通脉四逆主之"来看，可知本方既能回阳救逆，又可疗因阴寒充斥、气血凝滞、阳气大虚、阴液内竭之"脉绝不通"。

7. 据古代哲学名词而命名

成书于东汉末年的《伤寒杂病论》，受古代哲学思想熏陶，在方剂命名上亦历历可见。如小青龙汤，名青龙者，"青"为东方木，主春，"龙"能兴云布雨，故以"青龙"名之，即所谓能使阳化气升、水布津散之意，正合该方解表化饮之功。实际上也是按方剂功效命名的一种。正如喻嘉言云："名曰小青龙汤，盖取其翻波逐浪以归江海，不欲其兴云升天，而为云雨之意也。"其他如大青龙汤、白虎汤、真武汤等，不再赘述。

（二）《伤寒论》制方用药中"药引"的玄奥

"药引"是方剂中特殊组成部分，《伤寒论》制方素有立法严谨、组方精细、遣药干练准确、丝丝入扣等特点，故其所引"药引"每每与主方浑然一体，具有画龙点睛之功，给人以精妙而无玄幽、灵活而不杂乱之感。《伤寒论》方中凡充"药引"者有三十余种之多，归纳起来，大致可分为四类。①如生姜（生姜汁）、大枣（枣膏）、甘草、香豉、葱、新绛、桔梗、猪胆汁等，此类"药引"在方中或为药，或为引，视其地位而定；如甘草，在"炙甘草汤""甘草泻心汤"等方中作为主药而用，在"半夏泻心汤"中则为"药引"。②如热粥、粳米、鸡子黄、煮饼、胶饴、小麦、白饮、大麦粥、米粉、猪脂等物，皆为家常食物，性质十分平和，作为"药引"多能助药力，护胃气，有益无害。③如酒（清酒）、苦酒、蜜、盐等，多是些常用的炮制辅料，虽然其入药形式有别于他药，但作为"药引"以增效、抑毒、引行药势之意不变。④如浆水、泉水、井花水、甘澜水、暖水、马通汁、人尿、煅灶下灰等，入方为引常能增强方药的功效，故为仲景所习用，但此类"药引"在目前临床上的应用已经十分罕见了。

总之，经方所用"药引"多是些不易保存，或药店不备，需病家自理之品，一般都具有来源丰富、质地新鲜、简便易得、作用确切等特点，其实用性很明显，可见，仲景设置"药引"意于平淡中建奇效，绝非一些惯于故弄玄虚、滥用偏僻的江湖术士可比。

张仲景之方配置"药引"十分灵活，或于方中，或置方外，或佐，或使，每每与方融为一体，主意甚为明确，作用十分广泛，往往用一引而兼得数效。

如桂枝汤（《伤寒论》太阳病篇），以热稀粥为引，此方证本由营卫失调，复感风邪所致，症见汗出恶风。此时若以峻汗之品发之，必然导致"如水流离，病必不除"，反伤正气。故仲景仅以桂枝缓汗解肌为君，芍药敛阴和营为臣。意在得微汗即止之效，但终因桂枝力缓，又兼为芍药所制，尤恐药力不逮，特于方后嘱曰："服已须臾，啜热稀粥一升许，以助药力。"此与发汗峻剂麻黄汤之"不须啜粥"相较，其意更明。诚如柯韵伯所言："而精义又在啜稀热粥，以助药力，盖谷气内充，则邪不复入，而啜粥以继药之后，则余邪不复留，复方之妙用又如此。"又如三物白散（《伤寒论》太阳病篇），以桔梗为引，此方为治寒实结胸之主方，是证病在上焦，《内经》曰："其高者因而越之。""思其治法应以吐为要。然世人皆曰其为峻下之剂，殊不知，方中巴豆虽为泻下峻品，而其涌吐之功亦不可没"，何以见得是方意在取吐呢？其妙在设桔梗为引，借其载药之功，导巴豆至上而取吐，故仲景特嘱曰："病在膈上必吐。"如若邪壅上焦之证，治以下法，岂不是舍近而求远吗？

如白通加猪胆汁汤（《伤寒论》少阴病篇）为治阳微欲绝、阴邪肆虐猖獗之方，方中君以附子、干姜等辛热回阳之品尚嫌不急，何能反配寒凉之味？是证阳微阴盛已成格拒之势，欲急用热药拯危救难，反被拒之门外，故设人尿、猪胆汁等寒凉之品为引，意在取其同气相随、以破格拒、导阳入阴之效，药入少阴方可奏回阳之功。正如钱天来所云："用咸寒下走之人尿，苦寒滑下之猪胆，以反从其阴寒之性，导姜附之辛热下行，为反佐入门之导行。"

综上所述，仲景制方遣药之妙在于精确简练，绝不滥用堆砌，故凡于细微之外即用"药引"补之，所设"药引"虽较平常，但用之即得增效、抑毒、调和药性、引药归经、反佐导药之功，且多以一物而兼得数效，毋庸置疑，若弃之不用，经方疗效即会受到影响。

（三）去性取用是《伤寒论》的制方特色

仲景制方严谨而灵巧，药之"去性取用"是其一大特色，为后人所尊崇。丹波元简谓方药有"性"、"用"之别，凡药物寒热温凉谓之性，补泻汗吐谓之用。但用凉泻或用温补即为性用兼取。又攻补同用，而治虚实相错，寒温并行，而治冷热不调，亦为性用兼取，有病但冷但热（"但"作"只"、"仅"解），而用药寒温并行者，是一取其性，一取其用，性用适用，自成一种方剂。中医临证经常遇到这样一个问题，由于病情需要借助某种药物的显著作用，而此种药物的药性又与病证不相符合，甚至根本相反，因此必须加入制其药物的其他药物，以发挥方剂的最大效能，达到治病之目的，这样药物的"去性取用"，互相配伍的关系，散见于仲景的一些方剂之中，如麻黄杏仁石膏甘草汤，《伤寒论》曰："发汗后，不可更行桂枝汤，汗出而喘，无大热者，可与麻黄杏仁甘草石膏汤。"其药物组成：麻黄四两，杏仁五十个，甘草二两，生石膏半斤，用于治疗热邪壅肺之咳喘。本方乃由麻黄汤去桂枝加石膏而成，是取其麻黄之用而去其麻黄之性，因方中辛甘大寒之石膏用量大于麻黄，监制麻黄辛温之性，而保留其平喘之功。由于本方采用"去性取用"的制方之法，而麻黄汤仅改一味药物，就使原为发汗辛温之峻剂，变为清肺定喘之大辛凉剂，后世医家多采用其药之配伍精良，而治疗多种疾病，如姜佐景用本方加减出入治一烂喉痧之危证。医案载：朱锡基家一女婢病发热，请诊治，与轻透发，次日热更甚，未见疹点，续与透发，三日病加剧……细察病者痧已发而不畅，咽喉肿痛有白腐意，喘声大作，呼吸困难不堪，咯痰不出，身热胸闷，目不能张视，烦躁不得眠，此实烂喉痧之危候，当予麻杏石甘汤略加芦根、竹茹、蝉衣、蚤休等透发清热化痰之品，服后即得安睡，痧齐发明，喉痛渐愈，续予调理，三日而愈。目前临床辨证治疗急性支气管炎、肺炎等多种疾病也常采用此方。

又如"竹叶石膏汤"，《伤寒论》曰："伤寒解后，虚羸少气，气逆欲吐，竹叶石膏汤主之。"其药物组成：竹叶二把，石膏一斤，半夏半升，麦门冬一升，人参三两，甘草二两，粳米半升，用于治疗胃热津伤之呕逆。方中竹叶、石膏除烦清热，人参、甘草益气生津，麦门冬、粳米滋养胃液。一味半夏，配一大队清滋药物，这也是"去性取用"的又一例证。因为一大队清滋药物，监制半夏温燥之性，所以半夏只有和胃降逆之功，并无燥津劫液之弊。

正如徐洄溪所谓："方之既成，能使药各余其性，亦能使药各失其性。"设想这种在制方上的"去性取用"之方法如能在今后的临床实践中加以研究，它必将提高药物的综合作用，而且还能扩大处方的治疗范围，为药物配伍与方剂组成提供新的研究课题，从而推动方剂学的发展，提高临床疗效，创造出更多有价值的方剂。

（四）《伤寒论》"对药"的使用

仲景用药多遵《神农本草经》旨意，遣方用药，法度严谨，配伍精妙，历被后世医家所重，其中"对药"（即二味药配伍应用）的使用疗效卓著，用法尤妙。或相须为用，效用锐增，或相制为伍，扶正祛邪，或一升一降，宣达气机，或一阴一阳，调其平衡，活法圆机，各得其用，用于临床，每多效验。

1. 麻黄与桂枝

功效：发汗祛风。仲景常用麻黄与桂枝相合，麻黄辛温，发表出汗，去邪热气，配以温经通阳的桂枝，使发汗散寒之力增加，共同祛除在表之邪，常见于麻黄汤、大青龙汤诸方中。

2. 桂枝与白芍

功效：和营祛风。风邪外袭、卫阳不固、营卫不和的太阳表虚证，仲景常用桂枝与芍药相伍，两者一散一收，共奏滋阴和阳、调和营卫、发汗解肌之效，正如《医宗金鉴》所云："桂枝辛温，辛能散邪，温阳扶卫，芍药酸寒，酸能敛汗，寒走阴而益营，桂枝君芍药，是于发汗中寓敛汗之意。芍药从桂枝，是于固表中有微汗之道。"

3. 附子与干姜

功效：温阳散寒。阴寒内盛，阳气欲脱，症见冷汗痉挛，恶寒蜷卧，神疲欲寐，下利清谷，腹中冷痛，四肢厥逆，脉微欲绝，治当回阳救逆。仲景常以附子与干姜相合，附子药性刚燥，走而不守，能上助心阳以通脉，中温脾阳以健运，下补肾阳以益火，为温里扶阳之要药，合干姜加强温阳散寒之功效，故前人谓"附子无干姜不热"，说明二者相须为用，有增强疗效的作用，仲景回阳救逆诸方多以二者为主药。

4. 茵陈与大黄

功效：清热利湿。仲景治疗阳明热盛不得外越，湿无去路，湿热郁蒸，波及肝胆，胆汁不循常道而外溢肌肤的湿热发黄，多用茵陈蒿汤。其中茵陈与大黄并用，茵陈味苦微寒，入脾、膀胱二经，利水道，而泻湿、消热而退黄，配大黄以引肠中实热，使湿热悉从大小便而出，取"引而竭之"之法，为治阳黄之要药。若配栀子以清泻三焦之火，利水道，其疗效更佳。临床以茵陈蒿汤加减，治疗肝胆疾病如黄疸型肝炎、胆囊炎、胆石症等均有一定的疗效。

5. 茯苓与白术、茯苓与半夏

功效：健脾利湿。治疗痰饮水气为病，仲景多取白术、茯苓二药合用。水气为病，多因湿困脾阳，脾失健运，津液不布，水湿内停，取白术崇脾土以运津液不布，正如陈修园所言："有白术从脾以输转之，则气化而水行。"配以药性和缓，补益心脾，利水渗湿的茯苓，使补而不腻，利而不猛，既能扶助脾阳，又能祛除水湿，为健脾利湿之佳品，如《伤寒论》中的苓桂术甘汤和五苓散，均为治疗水气病的效方，再如，仲景用半夏与茯苓相伍，以化痰除饮，健脾利湿亦遵此法。

6. 桂枝与茯苓

功效：温阳利湿。水邪为病，多为阳气不足，气化不行，故仲景提出"病痰饮者，当以温药和之"之法。因饮为阴邪，易伤阳气，阳虚则水液无以蒸化和输布，停而为害，乃取桂枝（或肉桂）辛温通阳，振奋阳气，如陈修园所言："桂枝振心阳，以退群阴，如离照当空，则阴霾全消，而天复明也。"配以补益心脾，燥湿利水的茯苓，使温阳利湿的作用更强。

7. 芍药与麻子仁

功效：增液润燥。仲景麻子仁丸，为治疗虚性便秘常用之方，方中芍药，苦酸微寒，养血敛阴，柔肝止痛，配以麻子仁养阴血，润肠燥，生津液，更能增液润燥，似有增水行舟之意。

8. 大黄与芒硝

功效：峻下泻热。仲景在治疗阳明里实重证、大承气汤证时，以大黄、芒硝相须为用，以大黄苦寒泻热，清除肠胃积滞，配芒硝咸寒，润燥通便，以泻实热。二者相合，使泻热导滞的作用更加显著。再配以枳实、厚朴行气之药，疗效更佳。仲景以三承气汤开峻下之先河，至今仍广为利用，并在此基础上，创出中医非手术疗法对急腹症的治疗，目前已取得可喜的成果。而其中大黄、芒硝是必不可少的。

9. 石膏与知母

功效：清热泻火。阳明经证，燥热亢盛，邪热充斥内外，仲景主用白虎汤。其中以石膏配知母，用石膏以解肌热，泻胃火，清除阳明气分实热，辅以知母，清热养阴，二药相合，使清热泻火作用明显增强。以其二药为主组成的各种清热剂，广泛用于流行性脑脊髓膜炎（流脑）、流行性乙型脑炎（乙脑）、肺炎、小儿麻疹等各种热性病的治疗，取得一定的效果。

10. 水蛭与虻虫

功效：破瘀泻热。仲景善用虫类药相伍，治疗下焦蓄血证，如用水蛭配虻虫，以破瘀散结、下蓄血而清利下焦之热，方如抵当汤和抵当丸，水蛭破血逐瘀，可使蓄血或积瘀消散而吸收入血或从大便泻出而解。现代药理实验证明，水蛭含水蛭素，具有抗凝血和扩张血管、改善血循环而促吸收的作用，临床报道用于脾切除后的血小板增多症、慢性肝炎、肝硬化的肝脾大及腹壁静脉曲张，充分证明了水蛭的逐瘀作用。水蛭配虻虫破瘀作用增强，瘀去而热消病除。

11. 阿胶与黄连

功效：育阴清热。仲景治疗少阴热化，阴虚火旺出现的虚烦失眠，主用黄连阿胶汤，其中以黄连、阿胶相伍，黄连苦寒，以直折亢盛的心火，且能坚阴，伍用阿胶以甘平，滋阴补肾，二药相合，一补一泻，使心火可泻，肾水得补，使心肾相交，水火相济，肾水上济于心，心火可平，使烦热可除，人亦得安，乃合王冰"壮水之主以制阳光"之法。

其他如芍药与甘草合用，以酸甘化阴，缓急止痛；龙骨与牡蛎合用，以介类潜阳，收敛心神；柴胡与芍药合用，一发一敛，和血柔肝；旋覆花与代赭石合用，以镇肝和胃，降逆化痰；赤石脂与禹余粮合用，酸涩收敛，涩肠止泻；瓜蒌与薤白合用，宽胸散结，行气止痛；款冬花与紫菀合用，止咳化痰，降逆平喘。

综上所述不难看出，仲景"对药"的应用，亦为仲景药法的重要内容，并且内容丰富，配伍精妙，且寓法于中，灵活变通，各随其用，亦被后世医家所重。

（五）《伤寒论》在处方学方面的贡献

1. 仲景处方以辨证论治为原则

张仲景之所以为后人所崇拜和敬仰，绝不是偶然的，而是有一定原因的。如他对辨证论治方面的贡献，为中医学打下了牢固的基础，他在《伤寒论》中对每一个病证的处理，每个方子的确立或加减变化始终贯穿着"辨证论治"这一精神，而且在要求上相当严格，可称药证相对、丝丝入扣，达到了炉火纯青的地步，试以《伤寒论》太阳证举例说明之。《伤寒论》15条云："太阳病，下之后，其气上冲者，可与桂枝汤，方用前法，若不上冲者，不得与之。"56条云："伤寒不大便六七日，头痛有热者，与小承气汤，其小便清者，知不在里，仍在表也，当须发汗，若头痛者必衄，宜桂枝汤。"前一条是说太阳病误下后的变证，因为太阳属表，表证宜汗，下之为逆，逆则生变，或为结胸痞硬，或为下利喘汗，脉促胸满，其变不一，头绪颇多。仲景在这里抓住了气之上冲与否作为是否应用桂枝汤的取舍标准，抓住了这种辨证关键，才能决定治法，因为气之上冲者，是阳邪尚有外越之趋势，用桂枝汤因势利导，驱邪外出，如果气不上冲，那就表示邪已内陷，此时并非桂枝汤所宜了。后一条说的是应用承气汤和桂枝汤的辨证关键，也就是表证同里证的划分界线。同一伤寒不大便六七日，头痛有热，有应汗应下之别，因为风寒外束，可以见"头痛发热"，而阳明热气上冲亦能令人"头痛身热"，是证之相同者，故必进而求其异，仲景提出小便之清与不清这个着眼点，因为小便清者是未化热，邪仍在表，当以桂枝汤解外，反之，若小便短赤者，是热结于内之证，是当以承气汤攻下，这种提法确是纲要所在。由此可见，仲景之处方，必先详辨其证，而后论其治，这为后世在立法处方上树立了榜样。

2. 制方用药十分严密

张仲景的方子，公认为法度严谨，配伍精当。以麻黄汤为例，麻黄汤以麻黄、桂枝、甘草、杏仁四味组成，主治太阳伤寒表实证，故以麻黄为君辛温解表，杏仁定喘，佐桂枝以治其兼，使药甘草，以为调和之用。辛苦合用，即为《内经》"辛甘发散为阳"之旨。因为太阳伤寒证其见症虽有恶寒发热、头痛身疼、无汗而喘、脉象浮紧等表现，但其根本原因主要是风寒外束，其重点主要在于身体无汗，肌腠闭塞，无以祛邪外出，若发其汗，诸证自解，故仲景选择发汗力较佳且能定喘的麻黄作为主药，再配桂枝以助汗、杏仁以平喘、甘草以和之。可谓丝丝入扣，细致熨帖，无一味游离不切的，这种高度的组织法则，确为后人之师表。再以小承气汤与厚朴三物汤来说，二方同样用大黄、厚朴、枳实三药组成，可是由于药量的不同、组织的变化，其主治也随之而异。以小承气汤来说，大黄用四两，厚朴用二两，枳实用三枚，以大黄为主，厚朴为辅，枳实为佐使，由于大黄主清热攻积，故小承气汤主要用来治疗胃家实热的阳明腑实证。而厚朴三物汤，厚朴用八两，大黄用四两，枳实用五枚，厚朴倍于大黄，因此它的主药便不再是大黄而是厚朴了，由于厚朴之主要作用是行气除满，故而厚朴三物汤主治的病证也不再是阳明腑实证，而是中焦气机闭塞的腹满证。

以上所举例子来看，仲景所制定的方剂不是随便拼凑的，而是具有严密的组织原则，可称丝毫不苟，为后世的立法制方创造了范例。

3. 症有千变，药有万化，临床用药高度灵活

上面所说是仲景在组成方剂方面具有高度的组织原则，法度是极其严谨的，但是在临床运用上又是灵活的，因为症有千变，决不能执一方以治万病，在这方面，他又启示了后人，那就是运用方剂的灵活应变。我们从《伤寒论》一书中，可以很清楚地看到这点：《伤寒论》12 条云："太阳中风，阳浮而阴弱，阳浮者，热自发，阴弱者，汗自出，啬啬恶寒，淅淅恶风，翕翕发热，鼻鸣干呕者，桂枝汤主之。"21 条云："太阳病下之后，脉促胸满者，桂枝去芍药汤主之。"22 条则云："若微恶寒者，桂枝去芍药加附子汤为主。"从以上所引原文可知，桂枝汤本文是治太阳中风的方子，可是当病者误下后，太阳中风见证仍在，而兼见胸满现象者，那就不可以再用原方治疗，仲景在这里便恰当地做了处理，去掉了桂枝汤中的芍药，因为芍药是酸收的，对胸满者不相适宜，假如病证不但因误下而见胸满，且兼见卫外阳虚，而微恶寒肢冷脉弱无力者，在桂枝去芍药汤的基础上又加附子，以温阳气，那便是桂枝去芍药加附子汤了。由此可见，仲景用方是非常灵活的，不过这仅是应变方式之一，也就是在原方的基础上进行了一两味药物的加减，其二是运用几个方子来适应复杂的疾病，如竹叶石膏汤就是由麦门冬汤去大枣与白虎汤去知母加竹叶复合组成，经过这样的加减变化便具备了二方之长，既具有清胃热之功，又具有补气阴的作用，因此对于病后有余热而气阴不足、虚烦少气、气逆欲呕者可以应用。因为白虎汤善清阳明胃经之热，麦门冬汤善于益气生津，降逆下气，仲景在这新的情况下（病后余热而气阴不足）灵活地运用了白虎汤与麦门冬汤，适当进行了配伍组合，可谓是善于活用应变的了。这就又给后人创造了活用成方的范例。又如柴胡桂枝汤，就是由小柴胡汤与桂枝汤二方加减而来。《伤寒论》146 条云："伤寒六七日，发热微恶寒，支节烦疼，微呕，心下支结，外证未去者，柴胡桂枝汤主之。"这条经文很显然是指太阳少阳并病，发热、微恶寒、肢节烦疼是桂枝汤证，微呕、心下支结是小柴胡汤证。程知谓"邪入少阳而太阳证未去"是也。由于病症方面是太阳少阳并病，单纯使用桂枝汤或小柴胡汤皆不合适，故而仲景便采用柴胡桂枝合方，双方兼顾。

总的来说，仲景在方剂的运用上是异常灵活的，但是这种灵活性也不是随便的，相反，有它的高度原则，这个原则就是必须完全符合病机，从上述各点便可看出。

3 《伤寒论》方临床运用初探

汉代张仲景著《伤寒论》，立 397 条，出 112 方，创造性地建立了六经辨证体系，有效地指导着外感疾病及内伤杂病的辨证论治，被后世医家尊为方书之祖。拙文本着执方治病，最为实际之精神结合临床使用经验，试将《伤寒论》方之临床运用法探讨于下。

（一）抓主证，有是证用是方

应用经方的关键在于抓主证。所谓主证，是指某方所治之证候，即指决定全局而占主导地位的证候，如桂枝汤主治的发热汗出恶风证候；麻黄汤主治恶寒无汗、身痛气喘证候；小柴胡汤主治胸胁苦满、往来寒热证候；白虎汤主治大热、大汗、大渴、大烦、舌苔黄、脉洪大证候；大承气汤主治痞、满、燥、实、坚证候；理中汤主治吐利腹满、自利纳差证候；四逆汤主治四肢厥冷、下利清谷、脉细微证候；乌梅丸主治消渴，气上撞心，饥而不欲食，食则吐蛔证候。以上主证反映了疾病的基本规律，是最可靠的临床依据，临床中应作主要矛盾一抓到底，其他次要矛盾也能迎刃而解。如刘渡舟教授治一患者，丁某，男，53 岁，主诉胸胁苦满，胃脘痞胀为甚，饮食减少，食后则胃胀更甚，口中多涎，呕吐沫，头昏眩不爽，脉弦缓无力。处方予以吴茱萸汤加减：吴茱萸 12 克，生姜 15 克，党参 10 克，桂枝 6 克，厚朴 12 克。服此方见效，是案主证符合《伤寒论》378 条"干呕、吐涎沫，头痛者，吴茱萸汤主之"，其病属厥阴寒邪为患，故用温肝祛寒之吴茱萸汤取效。

（二）谨守病机，异病同治

中医治病，贵在辨明病机后处方，临床运用仲景方尤须注意。吴茱萸汤在《伤寒论》中有三治：一治阳明病"食谷欲呕"；二治少阴病"吐利，手足厥逆，烦躁欲死"；三治厥阴病"干呕，吐涎沫，头痛"。此三病，病名症状均异，然病位均在肝胃，病机均属厥阴寒甚，浊阴上逆，因而均采用温肝降逆之吴茱萸汤治疗。辨证求因，明察病变机制，灵活运用经方治疗内伤、外感疾病，是正确使用经方的一条重要途径。例如：陈某，男，18 岁，高考后即出现遗精，约二日一次，睡眠梦多，头晕耳鸣，足胫发酸，舌尖红，脉细数，辨为思烦过度，耗伤心阴，致心火亢旺，引动相火，心肾不交，病机合乎黄连阿胶汤证，则选是方主之：黄连 9 克、黄芩 6 克、白芍 12 克、阿胶 12 克（烊服）、何首乌 12 克、首乌藤 15 克、山茱萸 9 克、牡丹皮 9 克。服九剂即未见遗精，睡眠正常，精神爽慧。

（三）师其法而不泥其方

古人随证以立方，非立方以待病，拘方治病，病必殆。张仲景就是善于在辨证的前提下，确立治法，"观其脉证，知犯何逆，随证治之"。论其治法，以法统方，随证选药，变化无穷。为我们临证选用经方，大胆创新求实，做出了榜样。譬如风水一病，急性肾炎多属此范畴，其病机是肺气失宣，风遏水阻，其治法理当以宣肺为主，仲景提出用越婢汤治之，临证用之确有效验。但宣肺方药现代较仲景时代有了很大发展，因此治疗风水不必拘于越婢一方，且急性肾炎往往有血压升高一症，而方中之麻黄有促使血压升高之弊，因此笔者采用荆防败毒散加减宣肺以治之，疗效较好，不但无血压升高之弊，而且有降血压之作用。这就是所谓师其法而不泥其方，遵古而不泥古，也是我们临证活用经方的一条必要途径。

（四）善加减，贵在灵活变通

临证使用《伤寒论》方须善加减而灵活变通。《伤寒论》中和解少阳之小柴胡汤加减就有七见：若胸中烦而不呕者去半夏、人参，加瓜蒌实一枚；若渴去半夏，加人参，合前成四两半，瓜蒌根四两；若腹中痛者，去黄芩，加芍药三两；若胁下痞硬，去大枣，加牡蛎四两；若心下悸，小便不利者，去黄芩，加茯苓四两；若不渴，外有微热者，去人参，加桂枝三两，温覆微汗愈；若咳者，去人参、大枣、生姜，加五味子半升、干姜二两。调和营卫之桂枝汤有去桂、加桂去芍、加芍之变。所有这些，均例示后世医者使用经方贵在活用，故唐容川评价仲景用方时说："全凭乎证，添一证则添一药，易一证则易一药。"后世医家使用经方也多有加减。如张锡纯在治疗痢疾时，就采用《伤寒论》白头翁汤加山药、地榆、白芍、鸦胆子等，其效较原方更佳。笔者治疗头风属营卫不和者，采用桂枝汤加白蒺藜、僵蚕、荆芥、钩藤等，就较单用桂枝汤原方为妙。目前有奉经方为圭臬者，崇尚用经方使用原药原量，不事加减，笔者以为其是"胶柱鼓瑟，必败之道也"，拘死方治活病，焉有取效之理？

4 经方药量刍议

《伤寒杂病论》中的药物剂量问题，代有争执，众说纷纭，至今尚无定论。目前，在医界影响较广的看法，有以下两种。

（一）教材换算法

此法见于湖北中医学院（现湖北中医药大学）主编的全国高等医药院校教材《伤寒论选读》。按此换算，汉制一两，合今 3 克，汉制一升，合今 60～80 毫升或 18～30 克。

（二）柯氏换算法

此法见于柯雪帆、赵章忠、张玉萍[1]等《〈伤寒论〉和〈金匮要略〉中的药物剂量问题》，遵此标准，汉制一斤，合今 250 克，汉制一两，合今 15.625 克，汉制一升，合今 200 毫升。

以上两种换算方法，所得结果悬殊较大，且各据其理，往往使初学者茫然失措，不知遵何家为是。对此问题，笔者认为，应本着"实践是检验真理的唯一标准"的原则，从临床实践中去评价两种方法孰优孰劣。《伤寒论选读》说："处方应用时，一方面根据前人考证的量制折算，更重要的是依据临床实践。""纸上得来终觉浅，绝知此事要躬行"。盖探讨经方药量问题，并非运用华丽的辞藻做表面文章，其目的在于准确地应用于临床，提高疗效，缩短疗程，促使患者早日康复。

清代李冠仙《知医必辨》说："用药之道，惟危急存亡之际，病重药轻，不能挽救，非大其法不可，否则法先宜小，有效乃渐加增。"可谓经验之谈。遵此原则，我们在临床实践中，体会到一般的轻浅病证（如病势虽急，但病位较浅，或起病时间短，症状比较单纯者），使用经方时，按照教材换算法兑换经方药量即可。例如，治疗"太阳病，头痛发热，身疼腰痛，骨节疼痛，恶风，无汗而喘者"的麻黄汤，方用麻黄三两，采用柯氏换算法兑换，则须用至 46.8 克，此举不但浪费药材，且有病轻药重之弊，如按照教材换算法兑换，其药量则恰到好处，疗效显著。若属急重病证，患者处于生死关头，所用经方药量，则非按照柯氏换算法不可，运用教材换算法兑换经方药量，则有病重药轻之弊，耽误病情之嫌。需要补充的是，对某些沉疴顽疾、经久不愈的病证，所用经方药量，按照柯氏换算法兑换，其效果往往比用教材换算法为佳。下面列举四则病案，以佐证之。

例一 痹证。钟某，女，36 岁。患者右肩关节处疼痛三年余，入冬及淋雨、受凉、劳累后尤甚，身体肥胖易自汗出，微恶风寒，舌质淡，苔薄白略腻，脉沉缓。证属风寒久淫，脉络受阻，营卫失和。治宜桂枝汤加鸡血藤：桂枝 45 克，白芍 45 克，炙甘草 30 克，生姜 45 克，大枣 30 克，鸡血藤 30 克。服用 3 剂，疼痛减轻，自汗出止。续服 12 剂，痊愈。

　　例二　痞证。杨某，男，52 岁。患者嗜饮酒浆，伤胃败脾，运化不及，痰饮内聚，以致心下痞闷、背微恶寒达 11 年之久。舌体淡胖，苔白厚略腻，脉沉而弦紧。治宜健运脾胃，温化痰饮。《伤寒论》苓桂术甘汤主之：茯苓 65 克，桂枝 45 克，白术 30 克，炙甘草 30 克。内服一剂，顿觉心胸宽畅，全身温暖有力。次晨登门，喜形于色，问曰：可续服否？告之，再服 3 剂，几年痼疾，愈于一旦。

　　例三　胃痛证。陈某，男，32 岁。患者胃痛彻背，积年已久，经当地医院诊断为神经症。服药未效，某医戏曰：无药可医。遂郁郁寡欢，纳差口苦、苔白腻，脉沉弦。证属肝胆气机郁滞，损及脾胃。治用小柴胡汤疏肝利胆，和胃健脾：柴胡 125 克，姜半夏 75 克，黄芩 45 克，党参 45 克，炙甘草 45 克，生姜 45 克，大枣 30 克。服 8 剂，胃痛顿失。

　　例四　狂证。钱某，女，48 岁。患者于 1962 年因精神分裂症住院治疗后，一直未发。于 1982 年 8 月 10 日，与人吵嘴后，突然喜怒无常，狂躁，通宵不眠，舌质红，苔黄腻，脉弦数。急投白虎合大承气汤加减以清泻心胃之热：生大黄 62 克，生石膏 250 克，芒硝 45 克，知母 95 克，炙甘草 30 克，怀山药 60 克，青礞石 60 克，首乌藤 35 克，黄芩 24 克，黄柏 24 克，青皮 30 克。服一剂，腹泻 9 次，泻出之粪，秽臭刺鼻。连服 4 剂，神志较前清楚。续服 6 剂，神志完全清楚，可以料理日常家务。后以甘麦大枣汤合酸枣仁汤加减，调理数月，以巩固疗效。

　　综上所述，两种经方药量换算方法各有千秋，如何把握好经方药量，关键在于临床摸索。"路漫漫其修远兮，吾将上下而求索"。由于我们学识浅陋，加之医疗条件所限，对这一问题，尚不能有组织地、大规模地进行研究，但我们愿将一得之见，贡献于广大中医同道，共同研讨而解决之。

5 浅析《伤寒杂病论》的免疫学思想

免疫学（immunology）最早概念"扶正祛邪"及使用"种人痘防天花"的人工免疫法分别在我国 2000 多年和 1000 多年前就得到了明确阐述，并在实践中运用。成书于东汉末年的《伤寒杂病论》（以下简称《本论》），是我国第一部临床专著，内寓有丰富的扶正祛邪——现代的免疫学内容及方法，经年沿用，代有发挥，盛而不衰。本文试就《本论》的免疫学思想作一浅析，以冀发掘《本论》中的现代科学精华，进而对加快中医的现代化步伐，有所裨益。管窥之见，敬请指正。

（一）《伤寒杂病论》正气与免疫

张仲景在《本论》中，早就认识到正气具有抵抗病邪，使人体免受侵犯而保持健康的功能。若善于运用各种方法保养正气，使人体正气强盛，就能防御外界邪气的侵犯，如正气虚衰，不能发挥正常的御邪功能，则能产生疾病。故《本论》曰"五脏元真通畅，人即安和"、"血弱气尽腠理开，邪气因入"、"营行脉中，卫行脉外……营卫和则愈"。再如《本论》在六经辨证中，皆有欲解时一条，笔者认为，这是仲景用子午流注生物钟来推断人体正气旺盛之时，以正抗邪而不药自愈的免疫学思想。如"阳明病欲解时，从申至戌上"，因阳明之气旺于申酉戌，此时正气得助，正能却邪，故其病不药自解；又如"少阳病欲解时，从寅至辰上"，少阳，阴中之阳，通于春气，寅卯辰为少阳木气旺盛的时段，少阳病得肝木旺气相助，即《内经》阴生阳长之义，故病有欲解之机；又如"少阴病欲解时，从子至寅上"，阳生于子，阳进则阴退，阳长则阴消，少阴解于子至寅中，正所谓阴得阳则病解；又如"厥阴病欲解时，从丑至卯上"，厥阴中见少阳之化，病可望愈，因为少阳旺于寅至辰，故厥阴病解于丑至卯。由此可见，《本论》对正气的上述认识，非常简练地阐明了机体的抗病能力（即免疫功能）与疾病发生、发展的关系。这与免疫学关于免疫是机体识别和清除微生物等外来抗原物质及自身变性物质的一系列保护反应（即机体不但有抵抗病原微生物侵袭的能力，还有识别和清除"非己"物质的能力）的概念是一致的。因此，《本论》正气与免疫学中的免疫力，都有保护机体、抵抗外邪的作用。正气旺盛，免疫力强，则人体阴阳平衡，安康无病；正气虚弱，免疫力低下或紊乱，则能导致疾病的发生。从《本论》中，我们发现，正气包括先天元真之气、后天营卫之气。元真之气藏于肾，营卫之气资生于脾，卫气外循皮肉、内熏脏腑，又靠肺的宣发输布，可见正气与肺、脾、肾三脏有关。

1. 肺与免疫

肺主气，合皮毛，其有宣发卫气行于皮肤、分肉、腠理之中的功能，是抗御外邪入侵的第一道防线。肺气充足，则能宣发卫气于皮毛，使腠理周密，开阖有常，外邪就不易侵入；若肺卫失调，开阖无度，则现畏寒、自汗或无汗、脉浮，导致太阳伤寒或中风。这与免疫学中的非特异性免疫的皮肤黏膜屏障作用有相似之处。实验证明：《本论》治疗肺卫失调所致太阳伤寒或中风的麻黄汤与桂枝汤中的药物，如白芍、桂枝、炙甘草、大枣等，都有免疫调节作用。在临床实践中我们深刻体会到，由肺卫虚弱、免疫力低下导致的表虚证患者，易出现上呼吸道感染症状，笔者治用桂枝汤加黄芪，疗效极好，并且能够提高患者的抗病能力及免疫功能，使患者不易再患上呼吸道感染。

2. 脾与免疫

《本论》明确指出，"脾旺不受邪"。证之于临床实践，脾虚的患者往往免疫力低下，易罹病患。脾为后天之本，气血营卫生化之源，通过健脾治疗，往往可使人体免疫力增强以防治疾病。《本论》中常用的健脾方药如党参、白术、茯苓等，均能促进细胞免疫，提高体液免疫功能。实践证明，脾虚型慢性支气管炎及慢性肝炎等，有细胞免疫低下者，经调理脾胃后，病情好转，细胞免疫功能也恢复了。这些都说明脾与免疫有关，通过健脾可使免疫力提高，以达到抗御病邪的目的。

3. 肾与免疫

《本论》曰："五脏元真通畅，人即安和。"充分认识到肾命元真气在保持人体健康中的重要地位。现代研究，证实肾与下视丘-垂体-肾上腺皮质系统关系密切，垂体-肾上腺皮质系统可调节免疫，故肾对调节全身阴阳、保持免疫功能稳定起重要作用。有资料表明，肾虚型慢性支气管炎患者的胸腺依赖淋巴细胞（简称T细胞）明显低下，经用补肾法治疗后，T细胞有所提高，症状缓解。

综上所述，《本论》中的正气与免疫关系十分密切，它与肺、脾、肾的生理功能相关。若肺、脾、肾三脏功能正常，免疫功能就正常。如因种种原因导致肺、脾、肾任何一脏亏虚，卫气和元气不足，免疫功能就低下，而通过调补肺、脾、肾，便可提高免疫功能，改善机体免疫状态。故《本论》非常重视扶助正气，时时强调"令胃气和则愈"，"胃和则愈"，"阴阳和，必自愈"。

（二）《伤寒杂病论》治未病与免疫

《本论》治未病，指治未病的脏腑，既病防变，早期治疗。《本论》说："若人能养慎，不令邪风干忤经络，适中经络，未流传脏腑，即医治之，四肢才觉重滞，即导引吐纳，针灸膏摩，勿令九窍闭塞……禽兽灾伤，房室勿令竭乏，服食节其冷、热、苦、酸、辛、甘，不遗形体有衰，病则无由入其腠理。"这些无病早防、有病早治的治未病措施，与《内经》"上工救始萌，下工救已成"的思想一脉相承，如《素问·阴阳应象大论》说："故邪风之至，疾如风雨，故善治者治皮毛，其次治肌肤，其次治筋脉，其次治六腑，其次治五脏。治五脏者，半死半生也。"说明外邪侵袭人体，如不及时诊治，病邪就有可能由表传里，步步深入，以致侵犯内脏，使病情更加复杂、深重，治疗也就更加困难。因此，在防治疾病过程中，一定要掌握疾病发生、发展的规律及其传变途径，做到早期诊断，早期治疗，才能防止传变。以下试根据《本论》中有关治未病的思想内容，并结合现代免疫学说，来探讨《本论》治未病之实质。

1. 肝病实脾

《金匮要略·脏腑经络先后病脉证篇》云："夫治未病者，见肝之病，知肝传脾，当先实脾。四季脾旺不受邪，即勿补之。中工不晓相传，见肝之病，不解实脾，惟治肝也。"这里举肝病实脾为例，具体讲了"治未病"中的既病防变。从"四季脾旺不受邪，即勿补之，"可以悟出，肝病传脾，必定是在脾气先虚的情况下传变的，故应当用实脾法以防传变，如《本论》在小柴胡汤、柴胡桂枝汤、四逆散、当归四逆汤、吴茱萸汤、乌梅丸、酸枣仁汤、当归芍药散、温经汤诸治肝方中，尝用甘草、大枣、党参、茯苓、白术等健脾药，无不体现实脾以防肝病传变之意。而以上健脾药，药理研究证实均有免疫作用，都可调整和提高人体的免疫功能。临床上慢性肝炎患者脾虚型最为多见，采用健脾法治疗，其低下的细胞免疫功能常能得到改善和提高。故"见肝之病，知肝传脾，当先实脾"的补脾防变治则与免疫学说的渊源极深。

2. 针足阳明

《伤寒论》第 8 条曰："太阳病，头痛至七日以上自愈者，以行其经尽故也，若欲作再经者，针足阳明，使经不传则愈。"指出用针刺的方法，激发胃气，调节正气，增强机体免疫力，防太阳病邪再入阳明之经。这里的"针足阳明"，不少医家认为是针刺"足三里"穴。如单玉堂[2]《伤寒论针灸配穴选注》云："胃乃水谷之海，后天之本，胃气充实则邪不内传，故欲做再经者，针足阳明，宜取足阳明胃经之合穴足三里，主消纳水谷，运化精微，补脏腑虚损，为健运中土之要穴且该穴又是阳明之枢纽，可疏导阳明通运上下，主气机升降，内补气血而外调营卫，则外邪不复内侵。"其说当是。而针刺足三里，则对细胞免疫和体液免疫都有作用，如电针足三里能增强网状内皮系统的吞噬能力，针刺家兔的足三里，可延长抗体在血液中存在的时间；针刺人的足三里，见网状内皮系统的细胞活跃，抗体增加 2～8 倍。因此，针足阳明的"足三里"穴，可通过提高免疫功能，达到免疫祛邪、"治未病"的目的。

从上述《本论》治未病，采用肝病实脾和再经针足阳明的方法来看，都有补虚扶助正气的作用，即通过增强机体免疫功能来达到既病防变的目的，充分说明了《本经》治未病的学术思想与免疫学说是相一致的。

（三）《伤寒杂病论》组方用药与免疫

《伤寒杂病论》中所用药物非常广泛，从《伤寒论》所用 112 方 82 味药及《金匮要略》262 方中共用药 155 味来看，《本论》中有扶正祛邪免疫作用的人参、黄芪、白术、云苓、当归、甘草、大枣等药物的条文有 264 条，占《本论》总条文（422 条）的 62.6%；用上述药物的方剂 250 方，占《本论》总方剂（372 方）的 67.2%。由此可见，仲景在方剂结构学上的扶正祛邪的免疫学思想，已经列为重要的治疗常规和指导思想，这对今天方兴未艾的免疫学这门新兴科学的研究，更有它重要的历史意义和现实意义。

在《本论》扶正祛邪的药物中，多有增强免疫功能、调理脏腑、平衡阴阳、补养气血的作用，现举例如下。

1. 人参

人参味甘、微苦，性微温，归脾、心经。其功效大补元气，补脾益肺，生津安神，能鼓舞正气，增强机体免疫力而增强抗病能力。《本经》用人参的条文 68 条，如桂枝人参汤用于扶正祛邪，增强机体免疫力。

2. 黄芪

黄芪味甘性微温，归脾、肺经，补气升阳，固表止汗，为重要的补气药物，可增强病毒诱生干扰素的能力，并能通过促进细胞体液免疫反应，增强吞噬功能。《本经》用黄芪条文 11 条，如黄芪桂枝汤，就是增强机体免疫力、扶正祛邪的方剂之一。

3. 甘草

甘草味甘性平，归脾、心、肺经。《本草汇言》曰其"健脾胃，固中气之虚羸，协阴阳，和不调之营卫"。《伤寒论》用甘草 69 次，《金匮要略》用甘草 85 次，足见其应用之广。实验证明，甘草有抗变态反应作用，能延长移植组织的存活时间，对枯草杆菌 α-淀粉酶免疫小鼠的抗体产生有抑制作用，甘草所含的促黄体生成素（LH）作用于 T 细胞，有促进免疫的作用。

4. 大枣

大枣味甘性微温，归脾、胃经。李东垣谓其"温以补脾经不足，甘以缓阴血，和阴阳，调营卫，生津液"。《伤寒论》用大枣 40 次，《金匮要略》用大枣 45 次，大枣也是在《本论》中出现频率较高的一味药物。药理研究其含大量 AMP 样物质，人口服后末梢血浆及白细胞内的 ACMP 含量均明显上升。免疫学认为，免疫反应与分子生物学中的 GAMP 和 CGMP 有关，故大枣对免疫功能有重要影响。

5. 芍药

芍药味酸、苦，性微寒，归肝、脾经。《神农本草经》曰其："主邪气腹痛，除血痹，破坚积寒热，癥瘕，止痛，利小便，益气。"《伤寒论》用芍药 30 次，《金匮要略》用芍药 34 次，也是《伤寒论》中常用药物之一。安徽医科大学通过实验证明，芍药具有镇痛、抗炎等作用，还发现芍药可使免疫功能低下的小鼠的抗体生成量恢复正常，促进腹腔吞噬细胞的吞噬功能，增强淋巴细胞转化反应，降低小鼠整体耗氧量，增强小鼠学习和短时记忆。临床通过对 80% 的老年患者、20% 的乙型肝炎（乙肝）患者的观察，发现芍药具有增强体力和免疫功能，改善睡眠和胸闷气促，使部分肝炎患者的乙肝 e 抗原和乙肝 e 抗体转阴等作用。

至于《伤寒论》中运用较广的其他药物如附子、桂枝、白术、茯苓、地黄、怀山药、当归、山茱萸、麦冬、猪苓等，均不同程度地显示了促进免疫祛邪的作用，值得从免疫学角度进一步研究探讨。

从《伤寒论》用方来看，《金匮要略》中有"瓜蒂汤，治诸黄"的记载，近年来，许多地方对瓜蒂治疗急慢性肝炎、黄疸进行了一系列临床观察，如第三军医大学报道用瓜蒂内服治疗 60 例慢性迁延性肝炎患者，不仅能改善症状，缩小肝大、脾大，而且退黄降酶效果好，对蛋白系统也有一定改善，获得较满意的近期疗效。药理研究发现，瓜蒂及其所含葫芦素能提高机体的免疫功能，抑制乙肝表面抗原，说明瓜蒂汤治疗肝炎有效与其能提高和改善患者的免疫功能有关。又如甘草泻心汤，近人不但用其治疗中虚寒热错杂所致痞、利有效，而且用于眼、口腔和生殖器损害的免疫性疾病"白塞综合征"，如王氏[3]用甘草泻心汤为主治疗 60 例，取得肯定疗效，并以为该病即《金匮要略》之狐惑病。而甘草泻心汤之所以有效，这与该方的免疫治疗有关。再如肾气丸，有人发现本方对细胞免疫有影响，尤其对免疫功能低下者有增强效果，这为肾气丸抗衰老及治疗肾气虚衰、气化功能减退所致诸症提供了依据。此外，《伤寒论》中的不少方剂，经实验证实，均有免疫作用，如茵陈蒿汤能抑制 ABO 血型抗体，大黄牡丹汤可增强吞噬细胞功能，小青龙汤抗组胺，降低血清中免疫球蛋白（Ig），葛根汤能抑制中和抗体的产生，小柴胡汤有类皮质激素样作用，葛根芩连汤能增强细胞免疫功能等。

综上所述，《伤寒论》中所运用方药，多具有免疫作用，因此，值得我们从免疫学角度去探讨。

（四）小结

本文从《伤寒杂病论》正气与免疫、治未病与免疫、组方用药与免疫等三个方面论述《伤寒杂病论》对免疫学的认识，充分说明了《伤寒杂病论》充满着丰富的免疫学思想。免疫学发源于我国，我国首创的人工免疫法，为世界医学和人类保健事业做出了巨大的贡献。因此，探讨《伤寒杂病论》免疫学思想，用现代科学方法和手段去认识及整理发掘仲景学术的科学实质，有着重要作用。

6 谈谈桂枝汤的作用

桂枝汤乃仲景群方之冠，日本《勿误药室方函》云："此方为众方之祖。古方以此为胚胎者有百余万，其变化运用无穷。"故研究桂枝汤的作用，深有必要。

（一）解肌祛风

风袭太阳，卫强营弱，症见发热、汗出、恶风、头痛、脉浮缓者，用桂枝汤解肌祛风、调和营卫。桂枝辛温以宣通卫阳，祛风解肌，芍药酸苦微寒，敛阴和营。《医宗金鉴》说："桂枝君芍药，是于发汗中寓敛汗之旨，芍药臣桂枝是于和营有调卫之功，生姜辛温，佐桂枝以祛风，大枣、炙甘草味甘，佐芍药以和营，共奏解肌祛风，调和营卫之功。"桂枝汤常用于感冒、流行性感冒（流感）、产后感染、过敏性鼻炎等感受风邪为病者。

病案举例：刘某，女，24岁。患过敏性鼻炎，经常流清涕，恶风寒，头痛以前额为甚，身痛骨楚，舌质淡、苔薄白、脉浮弱，辨为风邪遏阻阳气，治宜解肌祛风，宣通卫阳。方选桂枝汤加味：桂枝9克，白芍9克，生姜9克，大枣7克，炙甘草6克，白芷6克，内服6剂而愈。

（二）补益卫阳

《灵枢·本脏》说："卫气者，所以温分肉，充皮肤，肥腠理，司开阖者也。"卫气不足，开阖失司，功能失调，则自汗畏寒。如《伤寒论》53条说："病常自汗出者，此为荣气和，荣气和者，外不谐，以卫气不共荣气谐故尔。以荣行脉中，卫行脉外，复发其汗，荣卫和则愈，宜桂枝汤。"此即论述了卫气不足、常自汗出的病机和治法。论述桂枝汤发汗以治卫弱自汗的机制，则如徐灵胎说"自汗与发汗迥别，自汗乃营卫相离，发汗使营卫相合，自汗伤正，发汗祛邪，复发者，因其自汗而更发之，则营卫和而自汗反止矣"。

桂枝汤有双向调节作用，具体表现在既治卫强发热汗出，又治卫弱自汗，畏寒，其药理基础则是以桂枝、生姜两味药为主，《伤寒论临床实验录》说："卫强的桂姜能散风邪，风祛则卫气不强，而趋于和谐，卫弱的桂姜能扶阳益卫，使卫气增强，而趋于和谐，根据虚实情况的不同，而起着不同的作用，总使其阴阳平衡，方达到治愈的目的。"其论甚是。

病案举例：洪某，男，4岁。自汗时作，伴怯冷、神疲、纳差，逐日消瘦，舌淡、苔薄白、两寸脉弱、关尺脉缓，证属腠理疏松、卫阳不足、表气不固，治当用桂枝汤以补益卫阳、固表止汗。用药：桂枝6克，白芍6克，炙甘草3克，生姜4克，大枣7枚，浮小麦5克，谷芽5克，内服3剂，汗止、纳增、怯寒减轻，守方续服10剂痊愈。

（三）健脾和胃

脾乃营之本，胃乃卫之源，故桂枝汤外能调和营卫，内则健脾和胃，方中桂枝，《神农本草经》（又称《本草经》或《本经》）云其补中益气，芍药《本草纲目》谓其安脾肺，收胃气，理中气，治脾虚中满，生姜、大枣、炙甘草是调补脾胃的圣药，五药合用，健脾理气之力甚强，《伤寒论》曰："太阳病，脉浮者，可发汗，宜桂枝汤。"《金匮要略·妇人妊娠病脉证并治》曰："妇人得平脉、阴脉小弱，其人渴，不能食，无寒热，名妊娠，桂枝汤主之。"阐述了脾胃虚弱兼夹表邪而见脉浮者和妊娠初期胃气虚弱致脉弱、纳差者的证治，其用桂枝汤治疗的原理，鉴于此方能健脾和胃。据此，笔者在临床上，使用桂枝汤治疗脾虚胃弱所致腹泻、腹胀、经常感冒、纳呆、小儿疳积等病症。

桂枝汤所治的经常感冒，乃由脾胃虚弱所致，玉屏风散所治则由肺气虚弱所致。脾属土，肺属金，土能生金，故笔者喜用桂枝汤合玉屏风散治疗体虚容易感冒者，有珠联璧合之妙，其效较单纯用一方者为佳。

病案举例　林某，男，37岁。患慢性肠炎两年余，症见大便稀薄，腹痛时作，头昏、怯寒、神疲倦怠、舌淡、边有齿痕、苔薄白、脉弱，证属脾胃虚弱，升降失常，法宜健脾和胃、调畅气机。选用桂枝汤加味：桂枝18克，白芍18克，炙甘草15克，生姜9克，大枣10枚，陈皮9克，茯苓15克，服药5剂，大便成形，腰已不痛，气力明显增加，续服15剂，以巩固疗效。

（四）温补肝阳

前人有"肝病有实无虚，有热无寒"、"肝无补法"之说，从而约束了中医对肝寒证，特别是对肝阳虚证的研究。事实上，桂枝汤就是一个温补肝阳的方剂，笔者在临床中，用桂枝汤所治疗的阳痿、阴囊冷、双手抖动、巅顶冷痛、胆怯、四肢不温、少腹冷痛等病证，均由肝阳虚导致。

《本草纲目》说"木得桂而枯"，《长沙药解》谓桂枝"入肝家"，《别录》谓其治"胁风胁痛"，可知桂枝能治肝病，考桂枝为樟科植物肉桂树的嫩枝，《本草害利》谓肉桂甘辛大热大温，气厚纯阳，乃温肝之猛将。据此推测，辛甘温之桂枝当属温肝之次将，是以仲景在温肝养血之当归四逆汤、温肝祛瘀之温经汤中尝用桂枝，无不取其温肝之能。所以，笔者认为，在桂枝汤中，桂枝温肝，佐以炙甘草、生姜、大枣等调理中焦之药，一可起到辛甘合化、以益肝阳之功，二可起到"见肝之病，知肝传脾，当先实脾"之效；芍药，酸苦微寒，主入肝经，能柔肝养血，补阴以配阳，即"善补阳者，必于阴中求阳"之意也，总之，桂枝汤有温补肝阳的作用。

《伤寒论》中当归四逆汤、吴茱萸汤、桂枝汤均有温肝的作用，所异者，当归四逆汤养肝血力强，善治肝血虚寒所致手足厥冷，脉细欲绝者；吴茱萸汤祛肝寒力强，擅疗肝胃虚寒所致干呕、吐涎沫、头痛者；桂枝汤则补肝阳力强，可用于肝阳虚导致的胆怯、阳痿、阴囊冷等病。

病案举例　陈某，54岁。患者肝阳久虚，损及脾肾之阳，以致阳事不举，阴冷囊缩，腰脊疼痛，纳呆，倦怠乏力，胁肋胀满，头昏，眼花，经服五子衍宗丸、肾气丸未效，舌淡紫、苔薄白、脉沉弦迟，治宜温肝益肾，扶脾养阳。方选桂枝汤加味：桂枝 12 克，白芍 12 克，炙甘草 9 克，生姜 9 克，大枣 10 克，淫羊藿 9 克，肉苁蓉 9 克，白术 6 克，前后共服本方 30 剂而愈。

（五）温经活血

寒邪外袭，营卫不和，血脉阻滞，导致冻疮、顽固性荨麻疹、痹证、妇人痛经等病者，用桂枝汤温经活血，曹颖甫《经方实验录》说："常用桂枝汤原方，病者服后，陡觉周身温暖，经脉舒畅，如曝天日之下，如就沐浴之后，此无它，桂枝活血之功也。"形象地说明了桂枝汤这一功效。

《本草思辨录》说："桂枝所优，在温经通脉，内外证咸宜。"《本经》云芍药"除血痹，破坚积"，《别录》则曰其"通顺血脉"，也有活血之功，桂、芍匹配，温经活血之力昌明，诸症焉有不愈哉？治疗血痹病的黄芪桂枝五物汤就是主用桂枝、芍药温经活血以通痹阻，据此原理，笔者用桂枝、芍药等品治疗邪阻经脉、关节拘束所致诸般痹证不下 60 余例，近期疗效十分满意。

病案举例　刘某，女，28 岁。风寒外淫，营卫失和，血脉欠畅，症见皮肤瘙痒难耐，此起彼伏一个月矣，服祛风止痒之剂未效，舌质淡润、边有瘀斑、苔薄白、脉浮，治宜温经活血，方选桂枝汤加味：桂枝 15 克，赤芍 15 克，炙甘草 9 克，生姜 9 克，大枣 7 克，白蒺藜 9 克，荆芥 9 克。

患者服 3 剂后，皮肤瘙痒减轻，续服 8 剂而愈。

（六）结语

以上略谈桂枝汤的五种主要作用，临证中，桂枝汤的用途远较本文所论广泛，究其原因：一在于方中桂枝的作用甚多，如《本经疏证》中就记载了桂枝有"和营、通阳利水、下气、行瘀、补中"等六种作用；二在于方中桂枝与白芍、生姜与炙甘草、大枣配伍妙，两组药能调阴理阳，近表入里，治实疗虚，祛寒除热，医者用之得当，可随心所欲，曲尽其意，刘鹤一[4]将桂枝汤的作用概括为可上可下、可左可右、可前右后、可虚可实，实无虚语。

7 浅谈桂枝汤中姜枣的功用

《伤寒论》载桂枝汤主治太阳中风证，其方中生姜、大枣相配，有防邪内传阳明之功。而后世多谓生姜助桂枝以散表邪，大枣助白芍以和营卫，实违仲景原意。在此，有必要加以探讨。

太阳中风证的病机为风邪外袭，营弱卫强。喻嘉言《尚论篇》解释"卫强"是卫得邪助而强。尤在泾亦曰"阳得风而自强"。卫强则不与营气谐和，《内经》说："阴在内，阳之守也；阳在外，阴之使也。"不和营阴则不得内守，卫强则启闭失职，加之风性开泄，可使汗孔开发，故见汗出。《景岳全书·汗证》说："汗发于阳而出于阴，此其根本则由阴中营气，而其启闭则由阳中卫气。"汗出则营阴外散，故使"营弱"。胃乃卫之源，脾乃营之本。由于汗出营弱，则需脾转输营阴达表助营以求阴阳自和，相对地约束了脾为胃行其津液的功能。"卫强"则不需胃输卫气以助，卫属阳，留而不散，则胃中阳气亢盛，阳亢极则为壮大，"壮火食气"。胃主磨食，有赖津液参加，共同完成对饮食物的消化、吸收。今脾不能行其津，则饮入之食，皆停而不化，变成宿食。阳亢为邪，宿食不消，亦为邪，邪盛者正必虚。《素问·评热病论》云："邪之所凑，其气必虚。"换言之，正虚之处，邪必凑之。故太阳表邪易内传阳明，从阳化热，伤津化炽，熏蒸于外或与宿食相结成燥屎，阻于肠道而为阳明经或腑实证，正如《伤寒论》184条所云："太阳阳明者，脾约是也。"

基于上述认识，就必须采取调和脾胃之法，使津液当还入胃中，宿食得消，阴阳和调则保无病。当于邪在太阳，未传入阳明之机，除于桂枝汤中用桂枝辛散表邪，白芍养阴和营外，还需用生姜以"行脾之津液"（见《医方集解》桂枝汤项下）及消宿食（观生姜泻心汤治胃虚食滞致痞可知生姜有消食作用，现代药理研究也证明了这一作用）。用大枣味甘质润以补养胃津，共使胃津得充，运化正常，宿食得消，阴阳调和，使"正气存内，邪不可干"，有效地预防了疾病的传变。此即徐大椿《医学源流论·用药如用兵论》所说"是故传经之邪，当先夺其未至"，仲景的"治未病"学术思想，也为我们今后临证应法、配方起了积极的指导作用。

8 桂枝汤与治未病

《伤寒论》载桂枝汤治风寒外袭、营卫不和之太阳中风证，药用桂枝、芍药、生姜、大枣、炙甘草，并于方后"服已须臾，啜热粥一升余，以助药力"。其方中，桂枝散风寒以解肌表，辅以白芍敛阴和营，使桂枝辛散而不致伤阴，二药同用，一散一收，调和营卫，使表邪得解，里气以和；生姜助桂枝以散表邪，大枣助白芍以和营卫，为佐药，炙甘草调和诸药为使。全方共奏解肌发表、调和营卫之功，啜热稀粥，是借谷气助药力，并益胃气"鼓邪外解"（广州中医药大学《方剂学》）。综观本方及阅读有关文献，我认为，仲景立本方不单单体现了解肌发表、调和营卫以解太阳表邪之功能，还体现了其调理脾胃，补益中气，畅通经脉，防热传阳明、太阴"治未病"的积极预防措施。

治未病，有两个含义，一是未病先防，一是既病防变。早在两千多年前《内经》就有论述。《素问·四气调神大论》曰："不治已病，治未病，不治已乱，治未乱，病已成而后药之，乱已成而后治之，譬犹渴而穿井，斗而铸锥，不亦晚乎！"《素问·阴阳应象大论》说："故善治者，治皮毛，其次治肌肤，其次治筋脉，其次治六腑，其次治五脏，治五脏者，半死半生也。"这与现代医学的积极预防，早期诊断，早期治疗，防病传变的精神是一致的。关于如何预防性治疗的问题，张仲景则在《金匮要略·脏腑经络先后病脉证》中提示我们："夫治未病者，见肝之病，知肝传脾，当先实脾。四季脾旺不受邪，即勿补之。中工不晓相传，见肝之病，不解实脾，惟治肝也。"《伤寒论》众方之冠桂枝汤体现了如何预防性治疗这个问题，说明了古人对"治未病"的重视。同时，这一思想是不容忽视的，对临证立法、配方具有其指导意义。

张仲景著《伤寒论》创立六经辨证。若邪入六经，是有一定传变规律的。太阳中风是由风寒外袭、营卫不和所致。足太阴脾、足阳明胃为营卫生化之源、后天之本，故其邪不解，多传至阳明或越经传至太阴，应视患者不同生理病理的情况而定，一是患者素体中阳亢旺，外热入里易从阳化热而成胃家实证；二是患者身体中阳虚弱，入里的邪气不能化热，尽伤阳气，以致脾阳失运，成为太阴虚寒证。柯韵伯曰"实则阳明，虚则太阴"即是此意。

阳明病，指手足阳明经脉及胃、大肠的病理变化，临床相应的证候，其性质是里热实证，有经腑之分。经证的发生是由于正阳亢旺时，邪气入里，从阳化热，无形邪热充斥表里之间。腑证的产生是由于正阳亢旺胃中素有宿食，邪气入里，从阳化热，与有形宿食相结成燥屎阻结于肠道。从张仲景白虎汤、调胃承气汤分别用粳米、甘草可知，此中阳亢旺，多由于胃中阴液不足，故于桂枝汤中用大枣调补胃阴以和营卫，同时并以调补胃阴，使胃中阳气不亢，阴平阳秘。胃主磨食，胃阳亢旺，津液不足，则胃之功能也不正常，不能发挥其作用，食入之物停积而成宿食，此时桂枝汤并用大枣补胃中津液，生姜助桂枝以散表邪的同时，且化胃中宿食。仲景用生姜泻心汤主治胃虚食滞挟水饮致痞，就是用生姜为主药而选择和胃消食散水之功的，现代药理研究也充分证明了这一个问题："生姜的芳香和辛辣成分能直接刺激胃黏膜，引起局部充血，使血循环改善，胃液分泌增加，胃体蠕动活跃……能使消化系统的各个器官产生反射性功能亢进，故又有促进消化吸收的作用。"据平田宫一报道，生姜的辛辣成分有增加人体淀粉酶的作用，且此作用很明确，姜汁中也包含有淀粉酶。因此，生姜、大枣是桂枝汤中防邪传阳明的物质基础。

太阴病系指足太阴经脉及脾脏的病理变化的临床表现，其性质系脾虚寒证，多由中阳不足，邪气入里，不能化热，更伤阳气所致。因此为了防止邪入太阴，故于桂枝汤用桂枝散风寒以解肌表，同时并用甘草补益中阳。脾为阴脏，喜静，因此又恐桂枝辛散扰动脾阴，故于本方中加用芍药酸甘入脾以"安脾经"，故桂、芍匹配使中阳得健，阴阳共济，方能"正气存内，邪不可干"，使邪不致传至太阴。

此外，还有一个重要的问题不容忽视。六经病证多涉及经脉病变，如太阳病头项腰背强痛，就是由风寒外束足太阳经脉，使经气不畅所致，例如阳明病的面红耳赤，少阳病的目眩、耳聋、胸胁苦满，太阴病之腹满，少阴病之咽干，厥阴病之气上冲胸心中痛，都牵涉到与其脏腑病变有关的经脉。十二条经脉中每一条经脉隶属于一脏或一腑，脏腑与经脉之间的病变多可以互相影响，《针灸聚英》曰："经者，以血气流行，经常不息者而言。谓之脉者，以血理之分衺行体者而言也。"因此，热入经脉必须"疏其血气，令其条达，而致和平"，使血气运行正常，祛邪外出。故防邪从太阳经入里者（或太阴），除调理其脏腑外，还顺畅其经脉，使气血循行正常，不受邪犯，桂枝汤中桂枝能入肺、脾经，生姜主入肺、胃经，其味辛能宣能通，有"疏其气血，令其条达，而致和平"之能，对治已病、防未病起了重要的作用。

关于桂枝入肺、脾经的问题，古医书已经有记载，张仲景说"桂枝本为解肌"，主力之肌肉，桂枝不入脾经，何以发挥其解肌表之邪的作用？综观众多发汗解表药（如麻黄之类）无一言解肌表之热，只谓其有解皮毛之邪的作用。故能入肺经，何者？盖肺主皮毛。且桂枝味甘，甘能入脾，故其入脾经。

综上所述，桂枝汤能防止太阳表热传入阳明、太阴，其物质基础乃是姜枣、桂枝白芍两对药，共同发挥调理脾胃、健复中气、畅通经脉作用，使脾胃充实，阳明、太阴经脉气血旺盛，"正气存内，邪不可干"，有效地防止了热从太阳传入阳明、太阴的可能性。综观仲景全书，仲景治未病的思想，不是体现在桂枝汤一方。试举一二例以窥见一斑。如黄芪建中汤、小建中汤治中阳虚弱之虚劳病用诸药健补脾胃而用白芍者何故？《素问·五运行大论》曰："其不及，则己所不胜侮而乘之，己所胜轻而侮之。"今中土虚，肝木必"侮而乘之"，故欲健脾必先抑肝，《素问·脏气法时论》曰"肝欲散，急食辛以散之，用辛补之，酸泻之"，这里白芍之用，实为散寒抑肝以扶助脾土之意。又如大建中汤，治脾胃虚寒证，方中川椒辛温散寒，以制寒水之侮土，而共奏温中健脾之功等。

张仲景的治未病的积极预防思想，对后世立法建方用药也起了积极作用。如清代温病学家叶天士所著《温热论》治疗温病发斑时提及或其人素亏虽未及下焦，先自彷徨，必验之于舌，如于甘寒中加入咸寒；务在先安未受邪之地，恐其陷入易易耳，为控制病情发展采取了积极的预防措施。又吴鞠通在《温病条辨》中载"太阴温病，气血两燔者，玉女煎去牛膝加玄参主之"，后注云"加玄参者，取其壮水制火，预防咽喉失血等症也"。朱武曹评其"此思想预防之义"。又如《太平惠民和剂局方》载二陈汤治痰饮为患，方用半夏、茯苓、陈皮、甘草，水一盏，生姜七片，乌梅一个。今编方书，有的谓乌梅以敛肺气，但多谓原书加生姜乌梅同煎，今去不用，此实去掉了古人积极的治未病的思想。顾晓澜在《吴门治验录》中说"痰生于脾，与肝无涉，不知木乘土位，久而脾虚，食入转化为痰"，故用酸平之乌梅以抑肝木，防"木乘土位"，体现了古人的治未病思想，今多谓之敛邪，去之不用，岂可不究，他如痛泻要方用白术、柴芍六君子汤用白芍、六和汤中用木瓜等，均说明了"治未病"的意义。

　　直到现代，古人"治未病"思想在临证立法、配方用药中仍被我们沿用，并越来越广。例如，周庚生[5]报道运用"肝病实脾"的治未病理论，治疗慢性肝炎取得良好效果。他指出，"肝病通过实脾，使病人得到正常的食欲，良好的消化与吸收，让机体有足够的抗病能力战胜病邪，恢复健康"，这不但使"脾旺不受邪，而且要达到正气存内，邪不可干之目的，正是中医治病整体观念的具体表现"，并说："肝病实脾不但是一个防止肝病发展变化的积极措施，也是一个治疗肝病的重要原则。"张海峰老中医运用"子能令母虚"的理论在《脾胃学说临证心得》中指出："在治疗温热病的高热阶段，在大剂清热药剂中加入一些补养心阴的药物，往往可预防心阴不足等变证的发生。"心阴不足所致的病证多属于现代医学心肌炎或心肌损害、神经衰弱等病。其他如这方面的报道很多，不一一表述。

　　自《内经》提出"治未病"的思想以来，张仲景把这一理论付之于临床配方中，首先体现在《伤寒论》第一方桂枝汤上，说明了古人对既病防变的积极预防措施的重视，这一理论直至现代高度文明科学发展的年代，仍经久不衰，并越来越受到医家的重视，这一理论指导我们临证立法配方，是不能忽视的。可以预见不久的将来，多种疾病产生的医生谓之"棘手"的后遗症（如中风所致偏瘫、失语等），运用"治未病"的理论，在临证立法配方中加入一些适当的治未病药物，是完全可以预防的。

9 《伤寒论》太阳中风证护理初探

太阳中风，是指风邪外感，在太阳病"脉浮，头项强痛而恶寒"的脉证基础上，更见发热、汗出、恶风、脉缓等症的一种太阳表虚证，不同于脑血管意外的中风，《伤寒论》12条谓："太阳中风，阳浮而阴弱，阳浮者热自发，阴弱者汗自出，啬啬恶寒，淅淅恶风，翕翕发热，鼻鸣干呕者，桂枝汤主之。"医圣张仲景在本条中，不但详示了太阳中风证的病理及证治，而且在桂枝汤方后注中记述了丰富实用的护理知识，体现了对太阳中风证辨证施护思想，迄今，仍有其临床指导意义。在此，笔者不揣浅陋，对张仲景在太阳中风证中的护理思想探讨如下，以作引玉之砖。

（一）重视脾胃，注意饮食护理

仲景云："凡饮食滋味，以养于生，食之有妨，反能为害。"又说："所食之味，有与病相宜，有与身为害，若得益则益体，害则成疾，以此致危，例皆难疗。"这里指出了疾病的发生与饮食调摄的密切关系，并谆谆告诫人们，饮食要与病相宜，才能免生他疾，正因如此，仲景在运用桂枝汤治疗太阳中风证时，非常重视服药期间的饮食护理，他在桂枝汤服法中指出：服已须臾，饮热稀粥一升余，以助药力。服药后须臾进粥，使谷气内充，胃气旺盛，则易于酿汗，驱邪外出，此乃助正驱邪之法。他又说："禁生冷、粘滑、肉面、五辛、酒酪、恶臭等物。"这些饮食禁忌，一则避免食生冷油腻之物损伤脾胃，二则避免辛辣刺激及酒酪之物助邪生热，产生他变，均为临床护理所必须注意的内容。仲景在《伤寒论》太阳中风证的治疗中重视饮食调摄，详示饮食宜忌，正说明了其在护理上重脾胃、养正气的学术思想。

（二）保护阳气，明辨发汗护理

桂枝汤治疗太阳中风证的原理在于解肌发汗，调和营卫，由于太阳中风证乃是风邪外袭、营卫失和的表虚证，其本身表现就有汗自出一症，故仲景在治疗时特别强调，要注意发汗的护理，以冀保护阳气，达到如后世医家徐灵胎所说"自汗与发汗迥别，自汗乃营卫相离，发汗使营卫相合"的目的。因此，仲景桂枝汤方后注出："温覆令一时许，遍身漐漐微似有汗者益佳，不可如水流漓，病必不除。"指出本证服药后的发汗护理应注意加盖衣被，使全身温润，微微汗出为度，即不可大汗淋漓，免伤阳气，否则，疾病不仅不愈，并可能引起变证。仲景这种发汗的护理方法，一直为后世医家护理表寒证时所遵循。

（三）提高药效，详示煎药，服药护理

掌握正确的药物煎服方法，是提高药物疗效的关键，也是不可忽视的护理内容，桂枝汤方后论述："上五味，哎咀三味，以水七升，微火煮取三升，去渣，适寒温，服一升。"这里详细地指出了煎煮治疗太阳中风证主方桂枝汤时应以微火，即和缓不猛之火，用其慢慢煎煮以不得沸溢为度，因方中君药桂枝为辛温发散之品，主要成分含挥发油，若用猛火急煎必使有效成分大量挥发，影响疗效，至于服药方法，则说：若一服汗出病瘥，停后服，不必尽剂，若不汗，更服依前法，又不汗，后服小促其间，半日许令三服尽，若病重者一日一夜服，周时观之，若一服尽，病证犹在者，更作服；若不汗出，乃服至二三剂。强调一服汗出病瘥则停服余药，不必尽剂，亦恐其过汗伤正，若一服无汗，可再服，又无汗，二服之，并可缩短其给药时间，半日许令三服尽，若病情严重，可昼夜给药，连服二三剂，务必使其汗出病解。仲景这种服药护理方法，十分有利于药效的发挥，这与当前中医临床上服药方法过于单纯，使疗效发挥不够理想无疑是一个有力的启示，可见方药服用法的重要，正如徐灵胎说："虽中病，而服之不得其法，则非特无功而反为害。"

（四）结语

本文根据张仲景《伤寒论》中论述的太阳中风证的护理内容，从重视脾胃、保护阳气、提高药效等三个方面探讨了仲景对太阳中风证的护理思想，阐明了仲景对临床护理的贡献，这对启示目前的中医临床护理工作具有十分重要的意义。

10 麻黄汤治疗感冒的体会

近年来，我们在辨证论治的基础上，选用麻黄汤治疗风寒束表型感冒收效满意。通过临床实践，我们认为麻黄汤治疗感冒有以下优点。

第一，简：药味简单。麻黄汤只有麻黄、桂枝、杏仁、炙甘草四味药，但配伍严谨，药简力专。

第二，廉：药价低廉。一剂麻黄汤，只需一角六分钱左右（当时的价格），较服其他解表散寒类中药及西药如速效伤风胶囊之类，节省得多。

第三，验：疗效确切。治疗1例风寒束表型感冒，一般2～3剂痊愈。

第四，无后遗症：过去笔者采用荆防败毒散之类，治疗风寒束表型感冒，疗效虽佳，但每遗留咳嗽一症，自采用麻黄汤治疗，随着汗出表解，一般不遗留咳嗽等症。

麻黄汤治疗感冒有以上优点，但为什么临床医生应用麻黄汤又有逐年减少的趋势呢？王占玺医师说："究其原因较多：其一，多数认为麻黄汤猛峻不可轻易动用；其二，辛温解表方药的不断增加，大有逐渐取而代之之势；其三，对四时外感治疗代表方药，有春用银翘，夏用香薷，秋用杏苏，冬用麻黄之说，使临床医生只于冬季有麻黄汤证时，方可慎重使用；其四，喻昌：'一日太阳，二日阳明，三日少阳'的传经顺序之说，使临床医师在外感过程中，对二三日以上即或有麻黄汤证，亦不得不小心从事等，致使麻黄汤的范围越来越小。"王氏所说很有道理，切中时弊。笔者认为，只要认真掌握麻黄汤的适应证，即使夏秋暑月，发病多日，也可用麻黄汤治疗。现举一案例如下。

李某，男，37岁，1984年9月17日初诊。

患者已感冒4日，经服银翘散未效。现症：恶寒发热，无汗，纳差，一身尽痛，微咳，咯痰稀白，口不渴，舌质淡苔薄白，脉浮紧略数。证属风寒束表、卫阳郁遏，治主辛温解表，拟麻黄汤加味：麻黄9克，桂枝6克，杏仁9克，炙甘草3克，神曲1块。服用2剂，痊愈。

麻黄汤是以恶寒、无汗、身尽痛、舌质淡、苔薄白、脉浮紧为辨证要点，若舌苔白滑厚腻者，于方中加苍术、薏苡仁，投之辄效。

麻黄汤中的桂枝，有温阳散寒之能，因其性甚热，故在患者出现恶寒发热、无汗、身疼痛、脉浮紧的同时，舌质稍偏红色，即宜于方中加生石膏以防桂枝助热化燥。

麻黄汤中的炙甘草有补气扶正、顾脾和胃、调和诸药之效。我们体会到年老及体质虚弱的患者出现麻黄汤证时，炙甘草的用量应大于麻桂用量的总和，方无汗多损伤正气之弊；若体质壮实的患者出现麻黄汤证时，麻黄、桂枝、炙甘草的用量比例应保持3∶2∶1为宜。

服麻黄汤后，患者应覆被避风，方会漐漐汗出而解。若服药后，仍足出户外，当风受冷，则丝毫不会汗出，并更增烦躁、遍体不适。故患者应遵医嘱，才可使身体早日康复。

11 麻黄汤治疗鼻衄小议

鼻衄，是临床中常见的一种病证，其因多与热迫血行或气不摄血有关，但也不可忽视风寒束遏也能产生鼻衄这一事实。麻黄汤治疗鼻衄，在医圣张仲景所著《伤寒论》中就有论述："伤寒脉浮紧，不发汗，因致衄者，麻黄汤主之。"明确地叙述了伤寒表证，没有及时使用汗法以发其汗，导致风寒病邪无由外出，束遏壅滞，而体内抗病之能力和表邪时时冲击，势必逼血妄行而为鼻衄的方治。此时欲止其衄，唯有开腠理发汗，表气一通，不但表证可以解除，而且鼻衄亦不治自止。余于一九八九年孟春，曾治一感冒数日之刘姓男患者，初始感头痛身重，鼻塞流涕，微恶风寒，自服感冒清、板蓝根冲剂及银翘解毒片三日不愈，反增鼻流清涕，点滴而下，时作时止，甚为慌张。视其舌质偏淡，苔色薄白偏腻，脉系浮紧有力，辨为风寒束表，阳气怫郁，予以麻黄汤（麻黄9克，桂枝6克，杏仁9克，生甘草9克）二剂即愈。说明了麻黄汤治疗风寒束表之鼻衄，其效确切，也为临证治疗此病，别开一法门。

12 《伤寒论》大青龙汤证小议

大青龙汤乃伤寒发汗峻剂，公认是用于治疗"不汗出而烦躁"的表寒里热证的良方，如程门雪说："大青龙汤合麻黄桂枝石膏于一方，而佐以姜枣，使不致因石膏之寒而碍汗，一面仍用麻黄、桂枝，不致因石膏之寒而碍表，为外寒束其内热出一主要方法。"笔者认为，这只是其适应证的一个方面，尚有两个方面，易被人们忽视，兹不揣浅陋，予以小议。

1. 寒水困遏肌表、郁热于内——《伤寒论》38 条

"伤寒，脉浮缓，身不痛，但重，乍有轻时，无少阴证者，大青龙汤发之"。《金匮要略》云："病溢饮者，当发其汗，大青龙汤主之。"讨论了寒水困遏、热郁于内导致四肢浮肿，当汗出而不汗出，身体沉重或兼见疼痛的证治。由于寒困水滞，阳气被郁不得发越，则脉由紧变缓，热邪虽郁于内，但时时向外冲击寒水之邪，故身虽重但乍有轻时，此时可用大青龙汤发越寒水之邪，清泻内郁之热。方中六两麻黄与辛温之桂枝相伍，能发汗散寒。与辛甘大寒之石膏相配，作用有二：第一，发越郁阳，清泻内热；第二，麻黄能宣开肺气以助上焦气化，借助石膏质重善降之性，以使肺气肃降下行，通调水道，达到利水消肿的目的。日本医家松原正绂[6]通过药理实验，证明"麻黄能阻碍汗腺管及肾小管对钠的重吸收。桂枝使热的产生增加，石膏使热的产生减少；前者使皮肤血流量增加，后者使肾血流量增加，和麻黄的作用相结合，可促进汗及尿的分泌"。由此可知，大青龙汤有发汗散寒、清泻郁热、利水消肿的作用，能够治疗寒水挟热所致诸症。

越婢汤所治水肿乃风水挟热所致，大青龙汤所治水肿乃寒水挟热所致。风性疏散，寒性凝滞，故前者只需用麻黄宣肺祛风，而后者更需配以桂枝通阳散寒。两证病因稍异，故其用药亦有不同之处，临证务须条分缕析，庶不致误。

2. 寒邪外闭，阳郁不伸，虽有化热趋势，但尚未化热——《伤寒论通俗讲话》曾记载

一壮年男性，在抗旱打井时，遍身汗出如洗，下井作业，井底寒气逼人，顿时汗消，随之即病，发热恶寒，一身疼痛而烦躁难耐。此属大青龙汤证，只服一煎，患者遍身汗出，热退身凉而安。此即寒邪外闭，阳郁不伸，虽有化热趋势，但尚未化热。因寒邪外束，阳郁过甚则其人烦躁难耐，正如《伤寒论》48 条说："阳气怫郁不得越，当汗不汗，其人躁烦。"所以言其有化热趋势，理由有二：一为时当夏暑季节，气候炎热，从而构成了阳郁化热的外在条件；二为患者体实阳盛，且病前汗出如洗，阴津暗耗，从而构成了阳郁化热的内在条件。此时急宜速治，以阻断病势的发展。大青龙汤中麻黄、桂枝发散寒邪，石膏

之辛可助麻、桂发越郁阳，石膏之寒既防麻、桂之温助阳化热又能清泻郁阳，从而有效地截断了病势，防止了郁阳化热、内传入里，正如柯韵伯所说："用石膏清胃火，是仲景于太阳经中，预保阳明之先着。"

　　基于上述，笔者在治疗寒邪束遏肌表所致发热恶寒、身疼痛、无汗、脉浮紧者，只要患者体实阳盛，出现了郁阳不得发越，有化热入里趋势而现烦躁或舌尖稍红等症时就急予大青龙汤发散寒邪、清泻郁阳，以阻断病势，其效如矢中的。

13 大青龙汤禁忌案

大青龙汤是峻猛发汗之剂，临床使用，务须严格掌握其适应证，用之稍有不当，则祸不旋踵。对此，笔者深有体会，介绍如下：

（一）脉沉弱者，不可与之

欧阳某，男，56岁，1984年10月9日初诊。

患者发热恶寒，身疼痛，烦躁不安已三日，伴见咳痰稀白，无汗，口不渴，纳差，舌质淡红，苔薄黄白相兼，脉沉弱。此为风寒闭遏、郁热于内，当舍脉从症，方选大青龙汤治疗：麻黄12克，桂枝9克，生石膏18克，杏仁9克，炙甘草9克，生姜9克，大枣10枚。

一服汗出如洗，身痛虽减，然恶寒更甚，手足冰冷，脉较前更弱。此为发散太过、汗多亡阳之征兆，若不速治，恐有厥逆之变。当急救回阳。投予：桂枝9克，熟附片12克，山茱萸12克，炙甘草9克，党参30克。服后厥回汗止而愈。

按 对使用大青龙汤，仲景谆谆告诫曰："脉微弱，汗出恶风者，不可服之。服之则厥逆，筋惕肉瞤，此为逆也。"盖脉沉主里，弱主虚，如此里虚之证，若用大青龙汤开腠理发汗，必致汗多亡阳。本例病案，就是笔者一念之差，舍脉从症，以致辨证失误，导致汗出亡阳，险象丛生，幸及时治疗，转危为安。此案理应舍症从脉，先用小建中汤或黄芪建中汤之类以培补中气，待里虚得复，再相应投之大青龙汤，可一汗而解也。

（二）一服汗者，停后服

陈某，男，25岁，1985年2月13日初诊。

患者昨日淋雨后即觉头重如裹，四肢关节沉重疼痛，无汗，略烦微咳，恶风寒，无热，口不渴，食纳欠佳，身倦乏力，舌质淡润，苔薄白略腻，脉浮缓有力。证属风寒挟湿，郁遏阳气，治以大青龙汤发越风寒、通阳化湿。疏药：麻黄18克，桂枝6克，生石膏30克，杏仁9克，炙甘草9克，生姜9克，大枣7枚。

服一剂，身微汗出，恶寒顿减，首节俱舒。患者自思服用有效，不妨再服一剂。以巩固疗效，更服，则汗出连绵不断，恶寒旋至。急求治于余，知乃过服青龙之弊也，改投桂枝加附子汤，立愈。

按 仲景在大青龙汤方后注云："一服汗者，停后服。若复服，汗多亡阳，遂虚，恶风烦躁，不得眠也。"可知对虚证的患者，固然宜严格禁用，即使是表里俱实，方证悉合，在使用本方时，也必须掌握"中病即止"的原则，以避免过剂汗多亡阳之变。

14　小青龙汤变通治疗咳喘

古人随证以立方，非立方以待病，拘方治病，病必殆。小青龙汤是一剂治喘名方，笔者根据仲师"观其脉证，知犯何逆，随证治之"之说，将小青龙汤灵活变通，以治咳喘，收效尚可，管窥之见，仅供参考。

（一）轻剂法

外感风寒，肺气郁遏所致咳嗽，治不得法，亦缠绵难愈，吴鞠通说："治上焦如羽，非轻不举。"故治此病，宜用轻剂小青龙汤，微辛以轻拨气机即可开肺闭，亦即《素问·阴阳应象大论》所说"因其轻而扬之"之义也。

例　姚某，男，57岁。1986年3月7日初诊。咳嗽月余，痰多清稀，背微恶寒，服多种止咳宣肺药不效。舌质淡，苔薄白润，脉弦。此虽肺郁日久，但其病位在上，邪陷不深，只需轻剂小青龙汤轻可去实：麻黄1.5克，桂枝1.5克，白芍1.5克，细辛1克，干姜2克，炙甘草1.5克，法半夏2克，五味子1.5克。服4剂即愈。

（二）重剂法

上海中医药大学王华阳等报道，用重剂小青龙汤治疗支气管哮喘，其效甚佳。依此法，我们在临床中，重用小青龙汤治顽固性哮喘，亦收佳效，体会到本法不失为治疗哮喘的一条好途径。

例　贺某，男，60岁。患者因咳嗽气喘，喉间痰鸣，呼吸急促，反复发作六年余，加重半月而于1986年10月14日收治入院。伴见胸闷、纳差乏力、少气懒言，面色晦滞，畏寒肢冷，舌质淡、苔白腻，脉弦数。入院后选服降气定喘、化痰宣肺之品，均未取效。今拟用重剂小青龙汤以挫病势：麻黄15克，白芍30克，桂枝9克，法半夏30克，细辛7克，白芍30克，桂枝9克，炙甘草12克，干姜9克，川贝母9克，服2剂，咳喘诸症即减轻，续服以巩固疗效，后改用温补脾肺法调理善后，而于1987年1月24日好转出院。

（三）加生石膏法

张锡纯先生云："平均小青龙汤之药性，当以热论，而外感痰喘之证又有热者十之八九，是以愚用小青龙汤30余年，未尝一次不加生石膏。即所遇之证分毫不觉热，亦必加生石膏五六钱，使药性之凉热归于平均。若遇证之觉热，或脉象有热者，则必加生石膏两许或一两强。"盖咳喘之证，常积年累月不愈，肺气膹郁日久，阳气郁遏于内，必成化热之势，故每加生石膏于方中，"不惟治外感之热且以解方中药性之热也"，并能清泻郁阳以截断病势，实寓"治未病"之意也。

例 魏某，女，49岁，1987年2月18日初诊。

素有喘根，入春即发。症见喘咳痰鸣，胸闷气促，便秘，烦躁，舌质淡胖，苔白腻，脉弦滑。疏予小青龙加石膏汤：麻黄9克，桂枝9克，白芍9克，细辛6克，干姜9克，五味子9克，炙甘草9克，生石膏24克，服3剂，喘咳顿减，大便稀溏，此肺闭开，气机畅之兆也，续以上方加茯苓12克服之，服9剂喘平。

（四）加全蝎、蜈蚣法

哮喘发作日久，用小青龙汤平剂不能止者，常由风痰胶结不解所致。小青龙汤温肺化痰力强，但祛风力弱，此时于方中加全蝎、蜈蚣两味，常能使风息痰消，喘平哮止。

例 章某，女，24岁。1986年11月14日因喘急胸闷、咳吐白痰2个月余收入院。舌质淡、苔薄白，脉弦细。经用苏子降气汤、五磨饮子等方不效，转治于余。视其面色晦青，目眶暗黑，遂辨为风痰胶结，初予平剂小青龙汤：麻黄9克，桂枝9克，细辛3克，白芍9克，干姜9克，法半夏9克，五味子6克，炙甘草9克，肉桂6克，黄芪15克，服3剂不效，再予原方基础上加全蝎6克，蜈蚣1条以祛风痰。服3剂后，喘咳竟未发作。仍以上方调治，以巩固疗效，后以人参蛤蚧散加干姜、细辛、五味子善后调治，而于1987年1月10日好转出院。

15 葛根汤治遗尿

我根据日本医家矢数道明博士在《汉方治疗百话》中，介绍葛根汤治疗遗尿症的经验，用本方治疗遗尿6例，疗效满意，举例如下。

李某，男，8岁。1984年1月7日诊。遗尿三年余，一夜尿床一至二次，醒后方觉。曾服健脾益肾、固涩缩尿之品，并予针灸治疗，效果欠佳。患儿饮食尚可，发育正常，舌质淡，边有齿印，苔薄白，脉缓。处方：葛根10克，麻黄4克，桂枝、炙甘草、白芍各6克，生姜2克，大枣7枚。连服9剂，痊愈。随访至今，未再发生遗尿。

按 笔者认为，葛根汤中麻黄是治疗遗尿症的主药。麻黄含麻黄碱，该成分对膀胱括约肌有明显的兴奋作用，故对夜间遗尿有效。但麻黄性温，长于发散，易耗损正气，故在治疗时，须调整方中各药用量，以顾护脾胃和津液。阴虚火旺者忌用。

16　略谈麻黄的功效及其应用

麻黄为麻黄科多年生草本状小灌木草麻黄或木贼麻黄和中麻黄的干燥茎枝。因其味麻（辛）色黄，故名麻黄。其具有发汗解表、宣肺平喘、利水的功效，临床广泛应用于风寒感冒、咳嗽气喘、风水水肿等各种疾病。现将麻黄的功效及其临床应用略叙于下。

（一）发汗解表

麻黄性温辛散，入肺以开皮毛、肌腠，能发汗散寒而解表，常与桂枝相伍用于外感风寒引起的恶寒发热、无汗等症，如麻黄汤。多数医者认为麻黄汤发汗力峻猛，是因麻黄起主要作用之故，所以不乏畏麻黄如蛇蝎者。笔者认为，麻黄非峻烈发汗之品，理由如下。

第一，《金匮要略·痉湿暍病脉证》曰"若治风湿者，发其汗，但微微似欲汗出者，风湿俱去也"，"汗大出者，但风气去，湿气在，是故不愈也"，并设麻杏苡甘汤以麻黄为主，治疗风湿犯表证，可知麻黄非峻烈发汗之品。任应秋教授也云麻黄："在临床上治气郁喘息，有用至半斤，喘平而不汗出之验。"

第二，《伤寒论》301条、302条认为，治疗太阳、少阳两感的麻附细辛汤、麻附甘草汤，是"微发汗"之剂，可知麻黄的发汗作用并不峻烈。李克绍教授说："曾遇着一头痛发热恶寒、脉不浮而沉的患者，当时给予麻黄附子细辛汤温经发汗，认为颇有把握，但结果毫无效验，这大概是发太阳之汗，必须配有桂枝，单纯依靠麻黄附子汤中的一点麻黄，是不能解决问题的。"李教授所说，笔者在临床上也有同感。

第三，《伤寒论》63条、167条"汗出而喘"治用麻杏石甘汤，《金匮要略·水气病脉证并治》关于风水水肿的叙述，"续自汗出"治用越婢汤，两方均有麻黄，若麻黄为峻汗之品，势必造成汗出不止、阴阳俱脱之后果。其实，正如清代钱潢所说："麻黄汤之制，应用麻黄以泄营之汗，必先桂枝开卫分之邪，则汗出而邪去矣。所以麻黄不与桂枝同用，止能泄肺而不至大汗泄也。"因此，不足虑也。

此外，麻黄还有散风透疹之效，如配石膏治疗肺炎及麻疹，伍薄荷、蝉衣治疗风疹身痒等，皆可收满意疗效。

（二）宣肺平喘

任应秋[7]教授认为："麻黄的主要作用，为疏畅肺气膹郁"、"麻黄不与桂枝同用，便只能泄肺定喘。"综观《伤寒论》麻黄汤、麻杏石甘汤、小青龙汤，《金匮要略》射干麻黄汤、厚朴麻黄汤、越婢加半夏汤、小青龙加石膏汤等治疗咳喘的方剂中，皆用麻黄，可知麻黄擅长宣通肺气而平喘咳。现代药理研究亦证明，麻黄内含有麻黄碱，具有松弛支气管平滑肌而缓解喘咳的作用。

麻黄治疗咳嗽、气喘，寒证、热证皆可用。笔者常于桑菊饮中加少量麻黄，治疗风热犯肺、肺失清肃所致的咳嗽，收效满意。麻黄杂于桑叶、菊花、连翘、芦根等清凉之品中，既可宣肺止咳，又可助诸药以透表解热，绝无化燥伤津之弊。

潘氏[8]治疗燥咳，一般在清燥救肺汤中加用麻黄。潘氏认为燥痰经诸药濡润后，其外出还得依靠麻黄宣通肺气，如果肺气郁闭，纵使痰已可移，仍会蜷缩不动。麻黄虽温而燥，但有清燥救肺汤中的阿胶、石膏相制，自无刚燥之弊。

孙氏[9]亦曾报道，治疗肺结核属肺阴亏损而见咳嗽气喘，午后发热者应用百合固金汤加小剂量麻黄以宣肺止咳，收效颇佳。

综上所述，只要配伍得当，麻黄可以用于多种原因所致的咳嗽气喘。

麻黄长于宣通肺气，肺气开则一身湿气俱化，故《伤寒论》麻黄连翘赤小豆汤主用麻黄治疗"瘀热在里，身必黄"的湿热黄疸病。

此外，咳血、吐血证属气阴两虚，外受寒邪者，可用《脾胃论》麻黄人参芍药汤，盖麻黄既可发散寒邪，又可宣畅肺气，气顺则上逆之血自降而止矣。

（三）利水消肿

麻黄可以宣开肺气而助上焦气化，以达到利尿消肿的目的，多用于上半身水肿明显或头面四肢肿甚属阳水范畴者，如越婢汤、越婢加术汤、麻黄连翘赤小豆汤中皆主用麻黄利水消肿。

麻黄与附子同用，可治疗面浮身肿，腰以下尤甚，按之凹陷不起而属脾肾阳衰所致者，如消水圣愈汤中麻、附合用共奏温阳利水之功。

日本医家松原正纮[10]谈到："麻黄，在以麻黄汤的形式使用时，有发汗作用，而作越婢汤使用时，则有较强的利尿作用，其原理在于麻黄阻碍汗腺导管及肾小管对钠的重吸收。桂枝使热的产生增加，石膏使热的产生减少；前者使皮肤血流量增加，后者促使肾血流量增加，和麻黄的作用相结合，有促进汗及尿的分泌，从而达到发汗和利尿作用。"这为我们使用麻黄复方利水以消水肿提供了理论依据。

风水水肿，急性肾炎多属这一病变范畴，其治疗一般用含有麻黄的越婢汤类。现代药理研究认为，麻黄内所含的麻黄碱有升高血压的作用，急性肾炎往往伴有血压升高一症，故有虑此而不敢用越婢汤治疗者。临床实践证明，用麻黄复方治疗急性肾炎伴有高血压，往往随着水肿的消退，而血压亦趋于正常，可见单味药的成分，不能代表复方的功效，医者应该运用中医理论去辨证施治，现代药理研究的单味药成分只能作为参考，而不应该成为临床用药的主要依据。

麻黄除有发汗、宣肺、利水功效外，还有通络逐寒、散结消瘀之能。如桂枝芍药知母汤、乌头汤主用麻黄配附子治疗风湿流注筋脉所致的历节风；阳和汤主用麻黄配熟地黄、当归、白芥子治疗积痰凝血所致的阴疽等，此皆不可不知。

以上所谈，谬误之处，尚祈教正。

17 诊余谈葛根

葛根，甘、辛，凉，具有发表升阳、解热生津之效。现将葛根在临床上的应用简介于下，以供参考。

（一）项背拘急

葛根发表解肌、能散经络之邪，用于外感病项背强痛及落枕、颈椎骨质增生、肩关节周围炎等引起的项背拘急而痛者，疗效尚佳。曾治张某，男，45岁。颈部强直拘急反复发作四年余，经某医院检查，诊断为颈椎骨质增生。近因感受风寒，而使颈部强痛加剧，伴恶寒、无汗、头痛，舌淡苔白厚，脉浮弦。投予葛根汤加木瓜6剂，症状基本消失，但远期疗效尚欠满意。

（二）牙痛

阳明经脉循行齿，若牙痛由湿热内蕴肠胃所致，以舌苔黄厚而腻为特征者，可重用葛根24～30克，佐以黄连3克，黄芩9克，酌加金银花、连翘、芦根、炙甘草等轻宣气热之品，疗效理想。因为葛根主阳明经，既能清热生津，又可引芩、连诸药直达病所；黄芩、黄连味苦性寒，能燥肠胃之湿而清阳明之热，如此配伍，斯热清湿除，牙痛愈矣。

（三）泄泻

《素问·阴阳应象大论》云："清气在下，则生飧泄。"葛根长于升发清阳，鼓舞脾胃阳气上升，笔者常用葛根治疗泄痢。如治一男性幼儿，泄泻清稀、挟有泡沫样便三日余，纳差、畏寒、神疲、舌淡苔白腻，指纹紫滞，脉缓。方药：葛根9克，桂枝6克，白芍6克，神曲半块，生姜3克，大枣2枚，炙甘草3克。水煎服。5剂而愈。

（四）疮疡

《别录》云葛根"疗金疮止痛"，故我们常用葛根30克，配桂枝、赤芍、僵蚕、连翘等药，配合治疗腠理不固，感受风热邪毒，导致局部经络阻塞、气血凝滞，产生局部皮肤红肿疼痛，周围痒甚者，效果满意。医者不必拘于"痈疽原是火毒生"之说，而畏用桂枝，因为用的桂枝能起到通经络活气血之作用，且方中有葛根、赤芍之凉，自不致偾事尔。

药理分析，葛根含黄酮类，能改善脑循环，扩张血管，有降低血压和降血糖的作用，故葛根合四物汤加减可治疗脑外伤后遗症；配瓜蒌薤白半夏汤化裁治疗冠心病、高血压；伍花粉、麦冬、知母治疗糖尿病，均可收到较好的疗效。

18　葛根芩连汤证脉象探讨

《伤寒论》34条说："太阳病，桂枝证，医反下之，利遂不止，脉促者，表未解也，喘而汗出者，葛根黄芩黄连汤主之。"其中对"脉促"的理解，历来不尽相同。兹不揣浅陋，略陈管见。

（一）诸家注疏

喻昌曰："太阳病，原无下法，当用桂枝解处，医反下之，则邪热之在太阳者，未传阳明之表，已入阳明之里。所以其脉促急，其汗外越，其热上奔则喘，下奔则泄，故舍桂枝而用葛根，以专主阳明之表，加芩、连以清里热，则不治喘而喘止，不治利而利止。"

汪琥曰："误下虚其肠胃，为热所乘，遂利不止，此非肠胃真虚证，乃胃有邪热，下通于肠而作泄也。脉促者，脉来数时一止复来也，此为阳独盛之脉也。"

由上可知，喻、汪两家将脉促分别释为"急促"或"数中一止"，体状不同，然其均主热盛则一，不一定如仲景所言，"脉促者，表未解也"。其他诸伤寒注家对此脉之解，皆不超过这两种看法。

（二）促脉、数脉主病之辨

葛根芩连汤中葛根，《本经》云其"主消渴，身大热"，可解肌表之邪，黄芩、黄连苦寒，善清阳明之热，甘草和中护胃，诸药合用，能清泻表里之热。现代此方多用于肠道感染性疾病而属热邪炽盛者，如肠伤寒、急性肠炎、痢疾等，效果甚佳。热性急迫，流传于脉道，则血行疾速，故临床所见葛根芩连汤证之脉象，常如喻氏所言而呈"急促"之象，即数脉。据此，有些方书干脆一改仲景原文将数脉列为葛根芩连汤证主病之脉。

但是，从脉学角度来看脉象"急促"和"数中一止"，即数脉和促脉，两者主病有本质不同，前者多主热伤肺胃，其病位浅，病势轻；而后者多主心脏病变，如刘冠军《中医脉学研究》述促脉："节律较快而不匀，中间有停止。从心电图的对照上可以看到，心律绝对不正。心房纤维性颤动，有的心脏跳动，由于排血量少，在脉搏图上表达不出，就形成了停止。"王占玺《伤寒论脉法研究》亦谓："笔者的临床经验中，促脉常出现于心肌炎、慢性支气管炎并感染，心律不齐等。"姜春华《伤寒论识义》更是直言："脉促亦非表未解，乃由下致，心衰所致。"此话虽重，其理则明。可知病见促脉，说明邪热已伤心脏。汪氏等伤寒注家囿于当时医疗水平的限制，虽然认识到葛根芩连汤证脉促为"数中一止"，主热盛，但并不知本方证出现此脉，已示邪热内舍心脉，其势重，其位深。

（三）从方论脉

昔论葛根芩连汤方义，多谓其能泻阳明邪热，其实，本方尚能清心通脉，主治热伤心脉所致脉促。

从中医传统理论来看，方中黄连即是一味治心主药，如《珍珠囊》说："其用有六：泻心脏火，一也；去中焦湿热，二也；诸疮必用，三也；去风湿，四也；治赤眼累发，五也；止中部见血，六也。"将黄连治心作用列为六大作用之首，可见古人对黄连这一作用之重视程度。从现代药理研究来看，方中黄连主含小檗碱，《健康报》（传统医学版，1987-01-03）报道：小檗碱对肾上腺受体、肾上腺 α_1 受体和 α_2 受体都有不同程度的亲和力，用它阻断肾上腺受体之后，可以抑制血管收缩，从而降低心脏的负荷，对高血压和心力衰竭等病的缓解有积极作用，并可治疗心律失常。至于方中葛根，能扩张心血管；黄芩可增强黄连治心的作用，炙甘草"通经脉，利血气"（《别录》语），善护心气，均不同程度地显示能清心通脉以治脉促。值得重视的是，李氏[11]等利用动物模型，观察到葛根芩连汤水醇沉液，具有抗乌头碱、氯化钙等所致的鼠、兔心律失常的作用，充分证明了葛根芩连汤能够治疗心脏疾病。心主血脉，具有推动血液在脉管内运行的作用，外邪内舍心脉，正邪纷争，心气阻滞，则可导致脉促，是以脉促当为本方证主病之脉之一。

若谓吴鞠通《温病条辨》中所述"阳明温病，脉浮而促者，减味竹叶石膏汤主之"，"下焦温病，热深厥甚，脉细促，心中憺憺大动，甚则心中痛甚，三甲复脉汤主之"。减味竹叶石膏汤证之脉促，是热邪由阳明内陷心脉，心阴已伤，邪盛正虚所致；三甲复脉汤证之脉促，是热邪深入下焦，由肝肾损及心脏，阴液大亏，以正虚为主所致。那么，葛根芩连汤证之脉促，则是表邪内陷，由肺肠舍心脉，心气阻滞。邪正俱实使然。临证务须条分缕析，庶不致误。

（四）临证探脉

笔者认为，从临床角度言，葛根芩连汤证脉象以"急促"多见，"数中一止"亦时有所见，两种脉象均可视为本方证主病之脉，有助于扩大本方使用范围，下面列举验案两则，以佐证之。

例1 牙痛、脉数案

林某，男，58岁。牙龈肿痛已两日，口臭，咀嚼困难，大便奇臭，尿溲，舌质淡苔黄腻，脉数。证属湿热内蕴肠胃，热邪偏盛所致，拟用葛根芩连汤清泻肠胃之热：葛根 24克，黄连6克，黄芩9克，芦根18克，连翘9克，炙甘草9克。4剂而愈。

按 阳明经脉循行入齿，湿热内蕴肠胃，循经上炎，则易致斯症。是方葛根主入阳明经，既可清热升津，又能引芩、连诸药直达病所以清燥湿热，故服之则愈。

例2 下痢、脉促案

陈某，男，58岁。自述于1963年曾患"痢疾"，经服西药治疗后，大便恢复正常。但此后每易复发，感腹痛，痢下脓血，里急后重，经服药、打针后常能控制。此次于两周前，诸症又作。按其脉数，时一止复来，显系促脉，问其心慌、心悸、胸闷否？答曰：然。心电图提示频发房性期前收缩、快速心房颤动。视其唇色紫暗，舌质暗红，苔黄腻。乃揣度此病系湿热蕴久，以致络伤血滞，心阴暗耗，心气阻滞。疏药：葛根 30 克，黄连 9 克，黄芩 6 克，地榆 9 克，牡丹皮 6 克，槟榔 6 克，白芍 12 克，茯苓 9 克，玉竹 9 克，炙甘草 9 克。服 15 剂，诸症悉除，心电图正常。

19 桂枝加桂汤治疗输卵管结扎术后诸症

王某，女，33岁。1987年7月21日诊。七年前行输卵管结扎术，术后伤口愈合良好，但不久出现烦躁不宁、易怒、睡眠不佳、纳差等症状，经服天王补心丹、逍遥丸之类，症状有所减轻，但易反复发作。一年来，上症加重，并觉腹内有气上冲胸咽，痛苦难耐，时作时止，尤以月经期为甚。多方治疗，乏效。诊其舌质淡，苔薄白，脉沉细偏弱。此症颇合《伤寒论》"气从少腹上冲心者"之奔豚证，遂投予桂枝加桂汤治疗：桂枝18克，白芍、炙甘草、生姜、大枣各8克。水煎服，每日二次。服6剂后，诸症皆平。随访半年，未再复发。

按 始初，患者对手术认识不足，心情紧张，情志不畅，遂成肝气郁结、心神不安之证；日久，演变成气机逆乱、循行失其常度，而现气逆上冲胸咽之奔豚证，故投以桂枝汤倍加桂，以平肝气，则奔豚自除。

20 《伤寒论》桂枝去芍药加蜀漆牡蛎龙骨救逆汤治疗心律失常

近年来，《伤寒论》炙甘草汤被广泛用于治疗各种原因引起的心律失常，似有成为治疗心脏病专方之趋势。笔者认为，炙甘草汤作为治疗心律失常的一种有效方法，未尝不可，但一见心律失常之结代脉，便用炙甘草汤治之，似有以偏概全之嫌。因此，运用中医中药方法治疗心律失常，也必须建立在辨证施治的基础上。基于上述认识，笔者治疗心阳不振、痰湿内阻所致之心律失常，就常用桂枝去芍药加蜀漆牡蛎龙骨救逆汤治疗。

罗某，男，37岁，1986年1月7日初诊。

患者以弹棉花谋生计，终日操劳。近两个多月来，感胸中微闷，并每在劳累过度时，胸闷加重，气短不足以息，心悸、心慌，汗出溱溱，稍伴畏寒，休息半小时后，诸症常能自动缓解。舌质淡，苔白厚腻，脉迟结。心电图提示窦性心动过缓并心律不齐。证属心阳不振、痰湿痹阻，方选《伤寒论》桂枝去芍药加蜀漆牡蛎龙骨救逆汤加味：桂枝9克，炙甘草9克，龙骨9克，牡蛎12克，常山6克，丝瓜络9克，橘络6克，党参9克，生姜9克，红枣7枚，水煎服。

进3剂后，劳累时上症虽作，但休息10分钟即可缓解。守上方，炙甘草加至15克。

续服16剂后，劳累时上症基本不发作，平时略感胸闷，舌质淡，苔薄白，脉沉迟而缓。拟茯苓甘草杏仁汤加味善后：茯苓15克，杏仁6克，炙甘草12克，桂枝12克，橘络9克，丝瓜络6克，水煎服。

共服5剂，胸闷缓解。复查心电图，提示正常。

桂枝去芍药加蜀漆牡蛎龙骨救逆汤主要适用于心阳不振、痰湿痹阻型心律失常。其机制除与方中桂枝、炙甘草温振心阳，龙骨、牡蛎化痰软坚有关之外，还与常山（现代多用常山代替蜀漆）抗心律失常的作用有关。近年来我国所研制的抗心律失常新药常咯啉，其主要成分常山乙素，就是从中药常山中提炼出来的。实验证明，它能对抗乌头碱、哇巴因所致的实验性心律失常，提高家兔和犬电刺激所致的心室颤动阈值，为治疗顽固性心律失常提供了一个良好的药物。因此，将现代科学研究成果与中医辨证论治理论结合起来，是充分挖掘古方新作用的一条有效途径。

21 桂枝去芍药加麻辛附子汤证病机探讨
——兼谈桂枝去桂加苓术汤

《金匮要略·水气病脉证并治》载："气分，心下坚，大如盘，边如旋杯，水饮所作，桂枝去芍药加麻辛附子汤主之。"全国高等医药院校试用教材《金匮要略选读》认为本证是阳虚饮停所致。至于属何脏阳虚？水饮之邪又如何产生？从《金匮要略选读》上来看，其回答显然是不能令人满意的。既然对本病的发病机制都不明确，又如何能指导医者在临床上正确使用本方呢？为此，笔者不揣浅陋，试对本病之发病机制作一探讨。

（一）桂枝去芍药加麻辛附子汤证是由心阳不足所致

《伤寒论》22条："太阳病，下之后，脉促胸满者，桂枝去芍药汤主之。若微恶寒者桂枝去芍药加附子汤主之。"本条讨论了误下后损伤心阳的证治。脉来数，时一止，复来者，名曰促，主心阳已伤。心阳伤，表邪乘虚内陷胸中，导致气机不畅，则现胸满，主以桂枝去芍药汤。方中桂枝、甘草辛甘合化，入心助阳，生姜、大枣健脾理胃，以使阳气生化有源。诸药合用，共奏温补心阳之功。若心阳不足累及肾阳也虚，则阳气不足以推动血脉而温煦肤表，出现胸满而脉微恶寒者，此时须于前方之中，加附子上助心阳以通脉、下补肾阳以益火。

《伤寒论》115条："伤寒脉浮，医之火迫劫之。亡阳，必惊狂，卧起不安者，桂枝去芍药加蜀漆牡蛎龙骨救逆汤主之。"《金匮要略·惊悸吐衄下血胸满瘀血病脉证治》谓："火邪者，桂枝去芍药加蜀漆牡蛎龙骨救逆汤主之。"汗乃心之液，伤寒脉浮，其病在表，医者不用麻、桂解表，反用火劫取汗，以致汗出过多而伤心阳。心阳虚不能养神，则心神涣散、浮越于外，同时火邪煎熬津液成痰，也可影响神明，引起惊狂、卧起不安等症，故用桂枝去芍药汤以复心阳，加龙骨、牡蛎潜敛心神，蜀漆消痰化浊。诸药合用，共奏温复心阳、镇惊安神、消痰化浊之功。

从以上分析中，我们不难发现，桂枝去芍药汤证、桂枝去芍药加附子汤证、桂枝去芍药加蜀漆牡蛎龙骨救逆汤证等三方证，在发病机制上虽各有其个性，然也有一个共同的规律，即都是在心阳不足的病理基础上产生的。由此可知，张仲景凡是用桂枝去芍药汤为基础而组成的方剂，其所主诸症之发病机制均为心阳不足。那么，据此可以推知，桂枝去芍药加麻辛附子汤证也是在心阳不足的病理基础上产生的。由于心肾关系十分密切，在生理上，心居上焦，属火；肾在下焦，属水；心中之阳下降至肾，能温养肾阳，使肾水不寒；肾中之阴上升至心，能涵养心阴，使心阳不亢。若心阳式微，则肾阳也为之不足，以致寒水不化，致使水饮之邪凝聚心下（胃脘部），出现心下痞硬等症，主以桂枝去芍药加麻辛附子汤。是方用桂枝、甘草辛甘合化以补心阳，附子温振肾阳，生姜、大枣健运脾胃，使阳气化源不竭，此皆治本之药也；细辛长于蠲饮而有交通心肾之功，麻黄散寒宣肺以调畅气机，盖肺主一身之气，气化则寒水俱化，此二味实针对心肾阳虚所产生的寒水之邪而投。如此标本兼顾，则心肾之阳能复，水饮之邪焉有不祛哉?!

（二）冠首"气分"二字的含义

《金匮要略·水气病脉证并治》有气分、血分之说。何谓气分？何谓血分？尤在泾在注《金匮要略·水气病脉证并治》中说"气分者，谓寒气乘阳之虚而病于气也"、"血分者，因血而病为水也"，其说甚是。从脏腑角度来看，有人认为，气分病证与肺、脾、肾三脏功能失调有关，血分病证则与心、肝、肾功能障碍有密切关系。桂枝去芍药加麻辛附子汤证是由心阳不足所致。心主血脉，具有推动血液在脉管内运行的作用。心脏之所以能推动血液运行，全赖于心阳的作用。若心阳不足，往往导致心血瘀阻，血脉瘀滞可阻碍水液的正常运行及其生理转化过程，从而产生一系列病证，这种因心阳不足导致心血瘀阻而病为水的，称为血分。此乃言其常。然常中有变，心阳式微也可导致肾阳不足，以致寒水不化，乘阳之虚而凝结心下。故仲景在条文冠首云"气分"，实告诫人们桂枝去芍药加麻辛附子汤证虽是心阳不足所致，然并没有导致心血瘀阻，故方中无一味活血化瘀之品。

（三）通过对桂枝去芍药加麻辛附子汤证发病机制的讨论，尚可解决一个历来就有争议的问题——桂枝去桂加苓术汤之"去桂"还是"去芍"的问题

《伤寒论》28条："服桂枝汤，或下之，仍头项强痛，翕翕发热，无汗，心下满微痛，小便不利者，桂枝去桂加苓术汤主之。"对于本证的病机，诸医家多认为是脾虚水停兼有表邪，问题在于是给予桂枝去桂加苓术汤还是给予桂枝去芍药加苓术汤治疗。对此，各医家见仁见智、各抒己见，争论不休。在此，笔者试从方剂角度略陈管见，如下。

桂枝去芍药加苓术汤：此方是桂枝去芍药汤类方，按前面所说："张仲景凡是用桂枝去芍药汤为基础而组成的方剂，其所主诸证之发病机制，均为心阳不足。"那么，桂枝去芍药加苓术汤证的病机显然为心阳不足，这与28条证的病机"脾虚水停兼有表邪"相悖，由此可知，用桂枝去芍药加苓术汤来治疗28条所言诸症，将犯原则性的错误。

桂枝去桂加苓术汤：既然不应去芍，那么去桂应当是对的。方中茯苓、白术以健脾利水为主，生姜、大枣、甘草醒脾健胃，且辛散之生姜尤能有发散表邪之能，此显然是针对脾虚水停兼有表邪而设。芍药之用，更有深义：由于脾虚不能运化、敷布水津，致使体内正常的水津转化为病理的产物，则正常的阴津相对不足，更因误汗或误下益损正常之阴津，从而使机体处于邪水旺而正津亏的病理状态，但是脾虚水停的症状往往掩盖着阴津亏这一病机，故人多不识，芍药之性苦酸、微寒，长于益阴，正是针对这一病理特点而设。诸药合用，则脾健水去，阴复表解。清代著名温病学家叶天士在治疗湿邪壅遏为患时，提出了一条治则"通阳不在温，而在利小便"，是受本方去桂的启示而得来。

（四）结语

总之，桂枝去芍药加麻辛附子汤证的病机是心阳不足，其治疗非振奋心阳不可。由于心阳不足，引起水饮内聚心下（胃脘部），若不明其病理机制，用枳术汤等一般的健胃消痞利水之剂，是无效的，必须温振心阳以化水饮，始能奏功，桂枝去芍药加麻辛附子汤的主要作用就在于此。仲景这种审因论治的学术思想，值得探讨。

22　芍药甘草汤治疗习惯性便秘

习惯性便秘，临床所见，多为年老体弱及素体阴亏之人。由于阴液亏虚不能下润大肠，而致大便干燥，排便不畅，甚至秘结不通。若辨证不确切，滥用苦寒攻下之品，大便虽一时通畅，然益损阴津，以致大便复结，造成恶性循环。为此，笔者根据《素问·至真要大论》所云"必伏其所主，而先其所因"，采用《伤寒论》芍药甘草汤治疗习惯性便秘，每收良效。处方：白芍 30～45 克，炙甘草 9～15 克。方中重用白芍，取其酸、苦、微寒，与甘、微温之炙甘草配伍，而成酸甘化阴之平剂，用于阴亏燥结所致之习惯性便秘，可收到益阴通便而不损正之功。现举例如下。

余某，女，63 岁。数十年来，经常大便秘结，伴有胃脘痞闷，纳差，脉沉细，舌质红，苔薄白而干。证属阴虚便秘。处方：白芍 45 克，炙甘草 6 克，生甘草 6 克，服 1 剂大便即通，再服 4 剂，竟收全功。

23　芍药甘草汤治疗筋脉疾病

《伤寒论》芍药甘草汤是治疗"脚挛急"的方剂。肝藏血，主筋，筋脉是人体运动的枢纽。肝血充盈，筋能得养；肝血不足，筋脉失养，则会出现"脚挛急"。芍药甘草汤酸甘化阴，善补肝血，血充筋养，故挛急缓解，其脚能伸。据此，笔者将芍药甘草汤移治阴亏血耗，筋脉失养所致痿、痹、颤证等筋脉疾病，也获满意疗效。今不揣肤浅，介绍如下。

（一）痿证

彭某，男，52岁，1985年5月3日初诊。

患者于1个月前自外地出差归来后，双下肢逐渐痿软无力，步履不稳，伴腰酸乏力，头昏耳鸣，微恶风寒，舌质暗红，苔薄白稍腻，脉沉细弱。脉症合参，辨证为肝血不足，阳气不振，筋失濡养，筋脉瘀痹。选芍药甘草汤加附子滋肝复阳。处方：白芍30克，炙甘草15克，熟附子9克，枸杞子12克。

10剂后，下肢觉气力渐增，再服8剂，下肢行走已如常人。嘱其常服金匮肾气丸，以巩固疗效。

（二）痹证

陈某，女，29岁，1986年6月2日初诊。

双膝关节经常疼痛，曾服祛风湿之药乏效。患者双膝关节灼热疼痛，行走不便，入夜尤甚，失眠，纳差，口苦。视其舌质尖红，苔薄白而干，脉弦细。此属肝血不足，筋失濡养，筋脉拘急，治当用芍药甘草汤滋肝柔筋。处方：白芍90克，炙甘草9克，生甘草9克，牛膝9克，丝瓜络12克。

服5剂后，疼痛消失，睡眠正常。后专用白芍、甘草各10克，嘱其连服10剂以巩固疗效。随访一年，未见复发。

（三）颤证

丁某，女，25岁，1986年6月27日初诊。

两年前即感右肩臂酸痛不适，迭服温燥祛寒之品，不仅不愈，反于半个月前出现右手颤抖不止，不能自主，偶见右嘴角抽动，肢体麻木，舌质暗红，苔薄白，脉细，证属肝阴暗耗，风阳内动，筋脉失养，肝风旁走，治宜益阴搜风，方选芍药甘草汤加味。处方：白芍60克，炙甘草15克，蜈蚣1条，全蝎5克，麦冬15克。

服4剂，右手抖动即减轻，续服10剂，诸症悉失。

24 苓桂甘枣汤用大枣研究

苓桂甘枣汤是仲景为伤寒"发汗后，其人脐下悸者，欲作奔豚"而创本方。观方中用大枣 15 枚，而较桂枝汤用 12 枚、桂枝麻黄各半汤中用 4 枚、和解剂之小柴胡汤中用 12 枚等为多，仲景在温阳利水之苓桂甘枣汤中用如此之多大枣，有何意义呢？笔者试结合各注家之不同见解，略陈管见如下。

（一）用大枣健脾说

《伤寒论》注家大多数认为苓桂甘枣汤用大枣是起健脾之作用，脾健则有利于水湿之运化，如《医宗金鉴》云"用大枣益培中土……土强自制水"。新中国成立以来的一些著作，以及中医院校的《伤寒论》教材中，也多持此说。

其实，《本草害利》曾谓大枣"虽能补中而益气，然味过于甘，甘令人满，脾必病也。凡风痰、痰热及齿痛，俱非所宜"。《本草思辨录》亦认为"枣补脾而性腻"。可知大枣不宜用于痰饮、湿浊等腻滞之邪壅遏的患者。

张仲景在治疗痰饮为患时，除于十枣汤、葶苈大枣泻肺汤等峻烈迅猛之剂中使用大枣以缓和药性、解毒、保护脾胃外，在一般治疗痰饮病变的方剂中，通常是不用大枣的。如治疗肺寒伏饮之小青龙汤中，宁用芍药、五味子敛肺益气，也不用大枣培土生金；在小柴胡汤方后加减云"若胁下痞硬，去大枣加牡蛎四两"，是说当邪客于胸胁，产生水饮停积造成胁下痞硬时，当去大枣加牡蛎软坚利水，这都是因为大枣味甘腻滞易于碍脾之故。

苓桂甘枣汤证由心阳不足、肾水上逆所致。在心阳虚致肾气不化、寒水下停而欲上逆的情况下，脾之运化水湿功能负担必定加重，再用腻滞之大枣健脾，其效果往往适得其反。考白术与大枣均为健脾益气之品，所异者，白术性燥而温，长于健脾运湿，用大枣健脾，不若用白术以培土制水，且白术无大枣滋腻滞脾之弊。医技高超的张仲景在心阳虚而肾水下停的情况下，不用有术无枣的苓桂术甘汤，却用有枣无术的苓桂甘枣汤，可见用大枣之目的绝不是为了健脾，并且苓桂甘枣汤与十枣汤用大枣也不是为了缓和药性和解毒。

（二）用大枣缓急说

以日本医家吉益东洞为代表的部分医家，认为苓桂甘枣汤证系由于脐下水饮上冲而致挛急，用大枣之目的，是为了缓解挛急。如矢数道明所著《临床应用汉方处方解说》云："甘草者缓解挛急，与大枣相伍，有缓解急迫症状，安定烦躁之作用。"笔者认为，这样解释大枣的作用不够确切。

众所周知，祖国医学辨证论治的一个根本原则，就是治疗疾病时必须寻求疾病的根本原因，针对其根本原因进行治疗。如《素问·至真要大论》所说"诸寒之而热者取之阴，诸热之而寒者取之阳"，即这一原则的具体运用。所谓挛急，是指苓桂甘枣汤证的患者腹证表现为少腹拘急，其原因在于心阳虚而水停下焦，方中茯苓、桂枝能够通阳、化气、利水，从而消除水饮为患，解除挛急。故从广义的角度来看，茯苓、桂枝也是为缓解挛急而设。由此可见，不抓住疾病的根本症结所在，片面地强调某一药物针对某一症状而设，不符合祖国医学治病求本、寻因论治的精神。

再如芍药甘草汤治疗阴血不足所致肌肉拘急、腰腿挛急时，效如桴鼓，若一味强调其缓解挛急之效，在寒湿困遏阳气，阳气不足以温煦筋脉而致挛急时，亦用芍药甘草汤治疗，鲜有不偾事者。

综上所述，笔者认为苓桂甘枣汤中用大枣，是为挛急而设的观点，是不够确切的。

（三）用大枣之我见

苓桂甘枣汤用大枣有何意义呢？这首先须从苓桂甘枣汤证的病机谈起。

庆云阁《医学摘粹》谓苓桂甘枣汤证"纯是肝气，木气奔冲，原于阳亡而水寒"。周文川则认为本证是由"肝虚营血不足，累及冲脉"所致。可知苓桂甘枣汤证不独与误汗虚其心阳，心火不能下济于肾，肾水无以蒸化而水停下焦有关，而且与过汗伤津、营气匮乏以致肝虚阴血亏损有关。肝藏血，主疏泄，体阴而用阳，肝虚阴血亏损，不能维阳，以致疏泄条达功能失职，势必挟下焦寒水之邪逆而上冲。故患者会出现脐下动悸非常剧烈，有欲作奔豚之势。其治法当温阳利水滋肝复阴。

苓桂甘枣汤中桂枝、甘草辛甘合化以助阳；茯苓、桂枝化气利水；大枣，《本草纲目》谓"补少气、少津"，《药品化义》载大枣有"养血补肝"的作用，仲景在治疗肝血不足、寒凝血滞所致"手足厥寒、脉细欲绝"的当归四逆汤中重用大枣 25 枚，以及治疗情志忧郁或思虑过度、肝郁化火伤阴，致内脏阴血不足而发为脏躁的甘麦大枣汤中主用大枣 15 枚，均用来滋肝养血。因此，笔者认为，苓桂甘枣汤中重用大枣 15 枚，其目的是为滋肝养血以平动悸。诸药如此配伍，以共奏温阳利水、滋肝复阳之功。因此，此方明显为心阳亏虚、肝血不足、水停下焦而欲上逆所致脐下动悸而设。

总之，苓桂甘枣汤用大枣之目的，不只为了健脾或单纯地缓解挛急，其作用在于滋肝复阴，使阴能维阳以平动悸。

25　五苓散治愈顽固性自汗

张某，女，42岁，教师，1984年10月9日初诊。

患者自汗已六载有余，稍有活动，则汗出如洗，每日必更衣一两次，伴头昏、乏力、畏寒、口渴不欲饮，饮食欠佳，大便稍干，小便量少。曾服益气敛汗、调和营卫、滋阴和阳中药，未效。诊见患者形体肥胖，舌质淡红而胖嫩、苔薄白而滑，脉沉弦，乃辨为水气为患，困遏脾阳。治以化气利水，健运脾阳，拟五苓散加味。处方：泽泻9克，茯苓12克，猪苓、白术各9克，桂枝6克，肉桂（后下）3克，白芍9克。水煎分两次服。

服药6剂，口已不渴，纳佳，大便干稀适中，小便量多，自汗出较前减轻。续服8剂痊愈。随访半年，未见复发。

按　自汗多属阳虚，验之临床，并不尽然，故成无己《伤寒明理论》曰："然自汗之证，又有表里之别焉，虚实之异焉。"本例患者虽汗出溱溱，头昏乏力，然其脉候并无虚象，故服诸般补虚之品未效。因思汗乃气分之水，水赖脾阳蒸化、转输，方能布散周身上下。今水气困遏脾阳，失其约束，浮于体外，故自汗不止。乃用泽泻、茯苓、猪苓导水下行；白术、桂枝、肉桂振奋脾阳，化气利水；白芍酸敛益阴，以防诸药利水太过，免伤阴液。药中病机，故效佳良。

26 对五苓散证病机的研讨

（一）五苓散证非膀胱蓄水所致

关于五苓散证的病机，历代医家虽有争议，然多认为由膀胱蓄水所致。所谓膀胱蓄水证实为中医所称之癃闭，即现代医学的尿潴留，因此，蓄水证就须有水这有形之物蓄积的症状：少腹硬满、小便急迫欲溺不得溺。其痊愈标准应是"小便利则愈"。综观《伤寒杂病论》中所述五苓散证之症状，非但无一言及"少腹硬满"，且在五苓散方后注云"多饮暖水、汗出愈"。这就令人费解，岂有水液潴留者，多饮暖水之理乎？既然五苓散证是水蓄膀胱所致，为何不言"小便利愈"，却曰："汗出愈"呢？或有人云：读《伤寒论》当读于无字处，《伤寒论》129条："身黄，脉沉结，少腹硬，小便不利者。"说的就是五苓散证（膀胱蓄水证）。殊不知，此乃指治疗黄疸的茵陈蒿汤证，予以茵陈蒿汤就能"一宿腹减，黄从小便去也"。由此可知，五苓散证非膀胱蓄水所致也。

（二）五苓散证病机与脾虚失运、水饮内蓄胃肠兼挟表邪有关

（1）从《伤寒杂病论》中运用五苓散的11条原文来看，笔者发现有10条谓五苓散证是以渴、小便不利为辨证要点，并且：第一，有5条提及脉浮、头痛发热、身疼痛等症，提示五苓散证可兼有风寒在表；第二，有4条提及水入则吐、心下痞、吐涎沫、脐下悸动等胃肠部症状，提示五苓散证与水饮停蓄胃肠有关。张令韶《伤寒论直解》曾曰："小便不利者，乃脾气不能转输。"明确指出五苓散证与脾不转输有关。《赵锡武医疗经验》亦云："五苓散为中焦淡渗健脾之剂，能恢复脾之功能，使脾阳振则吐泻止，而小便始利，非小便利而后吐泻方止。"因此，初步认为五苓散证的病机与脾虚失运、水饮内蓄胃肠兼挟表邪有关。

从五苓散证以口渴、小便不利为辨证要点来看，可知其病机重心在于脾虚失运以致脾不布津，而不在于蓄水胃肠。若蓄水偏于胃肠则应以水液潴留于胃肠的局部症状为辨证要点，而在此，仲景仅把胃肠部症状作为兼症看待。由于脾居中州，主运化水湿而开窍于口，具有转输水津上承下达之功用，若脾失健运，则脾不能为胃行其津液致水停胃肠，水津不能四布以上则渴欲饮水，不能下输膀胱则小便不利。因为蓄水于胃，患者虽渴欲饮水以冀补充局部已亏之津液，然邪水格拒，故饮入则吐，是五苓散证口渴的独有特点。

（2）张仲景在《伤寒杂病论》中，以五苓散为主方，尚运用于霍乱、黄疸等病，其用之机制如何呢？试分别述之。

霍乱：《伤寒论》385条："霍乱，头痛发热，身疼痛，热多欲饮水者，五苓散主之。"

是说霍乱兼表证，治用五苓散。仲景曰："呕吐而利，名曰霍乱。"霍乱吐泻，多属太阴湿土为病，脾主湿，外感时邪或内伤饮食皆可损伤脾土，则脾运不及，以致湿浊内生，壅遏胃气，使升降失常，气机逆乱，清浊相干，是以吐泻交作；外有表邪，故头痛发热，身疼痛。吐泻交作损伤津液，故渴欲饮水。因此，《医学入门》说"中焦脾土失运，当升不升，当降不降，是以上吐下泻"，实明霍乱之病机所在。既然主以五苓散，可见本方是有健脾利湿兼以解表作用的。后世医家使用五苓散治愈霍乱的亦不乏其例，如《博闻类纂》云："春夏之交，或夏秋之交，霖雨乍歇，地气蒸郁，令人骤病，头痛壮热呕逆，有举家皆病者，谓之风湿气，不知服药，渐成温疫，宜用五苓散半贴，入生姜三片、大枣一枚同煎，服一碗立效。" 据陆渊雷考证，"风湿气"，即霍乱也。

黄疸：五苓散用治黄疸，须加茵陈，名曰茵陈五苓散。《金匮要略·黄疸病脉证并治》说："诸病黄疸，茵陈五苓散主之。"茵陈五苓散主要用于湿重于热的黄疸病。世人多认为本方是以茵陈疏肝利胆退黄为主，五苓散仅取"诸病黄家，但当利其小便"之意，此说很不全面。《中医内科学》认为：黄疸的发生，"从脏腑来看，不外脾胃肝胆，且往往由脾胃涉及肝胆，因脾主运化而主湿，饮食不节，饮酒过度，湿邪外受及内伤，均可导致脾胃功能受损，湿邪蕴结于中焦。病情进一步发展，脾胃升降失其常度，脾气不升，则肝气郁结，不能疏泄，胃气不降，则胆汁的输送排泄失常，湿邪郁遏，导致胆汁外溢，因而发黄。"因此，脾失运化，湿浊内蕴在黄疸的发病中占有举足轻重的地位，《伤寒论》278条也谓"太阴当发身黄"。所以说，在茵陈五苓散中，如果茵陈是起疏肝利胆退黄之用的话，那么五苓散显然是用来健脾利湿的。

上述霍乱、黄疸两病，其病机皆由脾虚失运、湿浊内蕴、胃失和降所致，故均主用五苓散为治。只是后者因脾胃病变波及肝胆，故加茵陈以疏肝利胆退黄。这体现了仲景异病同治的学术思想，然也从侧面说明五苓散的作用是以健脾利湿为主，主要用于脾虚湿蕴所致诸病。

（3）五苓散由白术、茯苓、猪苓、泽泻、桂枝五味药组成。从其功效上看，方中白术健脾助运，是治疗脾虚失运、津不上承而致口渴的主药，这从仲景在治疗脾胃虚寒的理中汤方后加减云"渴欲得水者，加术"可证；桂枝长于辛散升发，一可解表散寒，二可通阳化气，三可协助白术健脾升津；茯苓、猪苓、泽泻三味利水渗湿，旨在导脾虚失运而产生的水湿这一病理产物从小便中去，使陈莝去则肠胃洁，而胃气自下行顺降无阻矣。正如《医宗金鉴》所说："泽泻得二苓下降，利水之功倍，则小便利，而水不蓄矣。白术借桂上升，通阳之效捷，则气腾津化，渴自止也。"故诸药相合则脾胃健，水湿去，表邪解，显然是针对脾虚失运、水湿内蓄胃肠兼挟表邪而设。

从其性味上看，《神农本草经》有白术甘温、茯苓甘平、猪苓甘平、泽泻甘寒、桂枝辛甘而温的记载。五味药中除桂枝以辛味为主，兼有甘味外，其余四味药皆以甘味为主。脾味甘，甘先入脾，具有健脾之功；桂枝味辛则能升能开，升则顺脾之性以升发，开则能解在表之邪，也为脾虚失运导致水湿内蓄胃肠及兼有表邪而设。

更为有趣的是其方名：五者，不独指五味药而言，《素问·金匮真言论》说：脾，"其数五"，五是土之生数；苓者，令也；散者，前也。言五苓散，是说五味药合用，能生（健）脾助运，令水湿去而津液布散于周身的意思。如五苓散与猪苓汤同由五味药组成，仲景不言猪苓汤为五苓汤，不云五苓散为白术散、猪苓散、茯苓散，却曰其为五苓散，是有深意的。

此外，据笔者统计，在《伤寒论》中，有三条原文谈及五苓散与主治胃虚水停所致心下悸的茯苓甘草汤（73条），脾胃寒热虚实之邪错杂所致心下痞的泻心汤（161条）及"理中者，理中焦"的理中汤（385条）相互鉴别使用，言外之意是说五苓散亦是治疗中焦病证的方剂，故须鉴别清楚，方能更好地使用。

（三）结语

本文讨论了《伤寒论》五苓散证非膀胱水蓄所致，其病机实由脾虚失运、水湿内蓄胃肠兼挟表邪所致。不可忽视的是，五苓散方后注云"多饮暖水"，其意旨在补充脾虚失运、津不上承所致的局部津亏。

仲景这种用饮水法补充津液以缓解局部津亏，同时又不用阴柔生津药品增加胃肠负担的方法，值得临证效法。

27 甘草泻心汤治疗溃疡病

胃与十二指肠溃疡又称溃疡病,笔者从辨证与辨病的角度认识到此病是胃体先伤、功能失调所致。胃为水谷之海,是容纳和腐熟水谷的器官,主降浊气。若胃体损伤,其气不降,则易致水谷内停、聚湿成滞,日久蒸腐壅滞气机则有化热动血之势。故治此病,笔者每用甘草泻心汤为主疗之,每方必选炙甘草、黄连、干姜、人参、半夏等药。其中炙甘草量宜重,此药不但有补虚、缓急止痛、调和诸药之功,而且现代药理研究肯定其有抗溃疡作用,能改善症状,促进溃疡愈合,同时参、连、姜、夏四药,补泻结合、寒温匹配、辛开苦降,具有良好的调整胃功能作用,故用治溃疡病,常收佳效。

28　半夏泻心汤证病机浅识

　　半夏泻心汤临床应用广泛，疗效确切，后世医家对其评价甚高，程门雪称："半夏泻心汤寒可加附子，热可重芩连，虚可加人参，实可加大黄，兼表可重柴桂等，其为用之广，举一例百，一以贯之妙矣。"半夏泻心汤证乃虚实夹杂之候。一"虚"，指脾胃气虚。脾胃虚弱，以方内有党参、大枣、炙甘草健中益气之故，尤在泾曰"用参草枣者，以下后中虚，故以之益气而助药之能也"。二"实"，其得有三端，自柯韵伯提出"痞因寒热之气互结而成，用黄连干姜之大寒大热者，为之两解"之观点以来，后世多从其说，认为"实"是指寒热错杂或寒热互结。如湖北中医药大学主编的《伤寒论选读》说："若误下后，损伤脾胃，在外之邪热乘机内陷，以致脾胃升降失职，寒热错杂之邪干于中焦，故出现心下痞满而不疼痛的证候，此为痞，可用半夏泻心汤治疗。"似乎半夏泻汤证由脾胃虚弱、寒热错杂所致，已成定论。

　　近年来，许多学者根据半夏泻心汤中主药半夏长于涤痰化湿这一作用，运用本方施治于心下痞闷，口泛浊气、浊味，舌苔白腻或黄腻等属湿热或痰热蕴结者，效验略佳；并依据吴鞠通在《温病条辨》中，屡用半夏泻心汤加减治疗"湿热上焦未清，里虚内陷，神识如蒙，舌滑脉缓"及湿温"呕甚而痞"，暑温"浊痰凝聚之象"这一有效经验，大胆地从"中虚湿热蕴结"或"中虚痰热互结"的角度，论述了半夏泻心汤证的病机，实发前人之未备。

　　笔者认为，半夏泻心汤中半夏燥湿化痰，芩、连苦能燥湿，寒能清热，干姜功擅除寒，参、枣、草益气补中，因此，临床上无论是出现中虚寒热错杂之候，还是出现中虚湿热或痰热互结之证，均可用半夏泻心汤化裁治疗，只不过根据寒、湿、痰三邪性质属阴，热邪属阳，为了更好地掌握半夏泻心汤证病机，扩大其临床使用范围，愚以为"中虚阴阳互结"，足可概括其病机。

29 旋覆代赭汤用赭石浅议

《伤寒论》旋覆代赭汤轻用赭石一两（汉代剂量，约合今量 3 克），是生姜的五分之一，是旋覆花、炙甘草的三分之一，是人参的二分之一，后世医家对此多有异议，如张锡纯《医学衷中参西录》说："赭石最善平肝、降胃、降冲，在此方中当得健将，而只用一两，折为今之三钱，三分之一剂中只有一钱，如此轻用必不能见效。是以愚用此方时，轻用则六钱，重用则一两。"对张氏此说，笔者实不敢苟同，特提出管见，与同道商讨。

《伤寒论》166 条说："伤寒发汗若吐，若下，解后，心下痞硬，噫气不除者，旋覆代赭汤主之。"此言伤寒经发汗，或吐，或下后，表邪虽解，但胃阳受伤，寒饮内聚，胃气上逆，致心下痞硬噫气不除。如邵仙根说："中阳虚弱，寒气入胃，寒挟胃气上逆，升而不降，气从喉出有声，为噫气也。"《伤寒论释义》也说："伤寒发汗，或吐，或下后，表解而中阳气虚，痰饮内聚，致心下痞硬，胃气上逆，而噫气不除。故用旋覆代赭汤，以补虚镇逆。"可见，胃阳虚寒、饮聚气逆乃本证病机所在。仲景于旋覆代赭汤中重用生姜、半夏散寒化饮，旋覆花理气散结，人参、炙甘草、大枣补胃养阳。至于赭石，张锡纯谓其"镇逆气，降痰涎，止呕吐，通燥结"。放胆用之数两，于气分血分毫无损害。殊不知，赭石乃苦寒重坠之品，用于邪热亢盛之实证，则二三两不嫌，如用于胃阳虚寒、饮聚气逆之虚证，则不可孟浪行事，是以方书多谓本品"肠胃虚寒者忌用"（如《用药心得十讲》）。仲景于方中仅用赭石 3 克，较其他各药量为轻，乃取其镇降逆气而无伤于已虚之胃阳之意，非鲁莽行事者可知。笔者初上临床，亦犯过类似错误。曾治患慢性胃病三年的女性患者，病者时感胃脘部痞闷不舒，遇寒加剧，得温则减，呃逆连声，头昏，乏力，纳差，口淡不渴，二便平，舌淡苔白，脉细涩略弦。此乃胃阳虚寒、饮聚气逆所致，疏于旋覆代赭汤加干姜、丁香、茯苓、白术，并重用赭石 30 克。服后，诸症不仅不减，反增便溏，始悟此实过服苦寒重镇之赭石，更损已虚之胃阳所致。仍守原方，只将赭石 30 克减至 3 克，服 3 剂，痞满顿减偶有呃逆，再连续服用 9 剂，诸症悉除，后用调理脾胃之药收功。

张锡纯在旋覆代赭汤中，重用赭石所治病证，实系胃不和而肝气上逆所致，其病机、病位与《伤寒论》旋覆代赭汤证不尽相同。肝属下焦，胃居中焦，吴鞠通《温病条辨》说："治中焦如衡，非平不安；治下焦如权，非重不沉。"考赭石乃质重性沉之品，用量过大则易药过病所，直抵下焦以镇逆肝气，如何能发挥其引脾胃之气以归纳中焦原位的作用呢？故在治疗肝气上冲所致呃逆、呕吐诸症时，赭石可大剂量应用，而在治疗胃阳虚寒、饮聚气逆证时，旋覆代赭汤中赭石用量宜轻不宜重。《经方应用》曾记载刘渡舟教授带学生实习时，有一同学给患者开了一张"旋覆代赭汤"，可是服后并不见效，仍是心下痞闷、打呃不止。复诊时刘教授把前方的生姜 3 片改为 15 克，赭石 30 克减至 6 克，余无加减。增生姜剂量是欲散饮气之痞，减赭石剂量是令其镇逆于中焦，而不至偏走下焦，符合制方的精神，所以服后顿效。

此外，笔者根据赭石含有铁质，口服后能收敛胃肠壁，保护胃黏膜，并能吸收入血，促进红细胞和血红蛋白新生的作用，在旋覆代赭汤中少用赭石，治疗数例胃阳虚寒、气不摄血的消化性溃疡，而以心下痞闷、黑粪、脉细涩无力为主症者，收效尚可。据此推测，少量赭石，在旋覆代赭汤中，除有镇降逆气之作用外，尚有生血养血之功，不知当否？仅供参考。

30 浅谈和解剂之小柴胡汤

小柴胡汤源于《伤寒杂病论》，该方配伍严谨，用药精当，疗效卓著，历代医家沿用不爽，被后世医家视为和解之祖方，但对其功效的论述往往拘泥于成无己之论，限于"和解少阳"之说，为了阐明仲景本意，笔者重温原文，旁参注家，结合个人体会，试对其运用规律进行探析。

（一）和解表里

《伤寒杂病论》云："伤寒五六日，头汗出，微恶寒，手足冷，心下满，口不欲食，大便硬，脉细者，此为阳微结，必有表，复有里也，脉沉，亦在里也，汗出为阳微，假令纯阴结，不得复有外证，悉入在里，此为半在里半在外也？……可与小柴胡汤。"尤在泾注曰："头汗出，微恶寒，为表证；手足冷，心下满，口不欲食，大便硬，脉细，为里……故可与小柴胡汤，合内外而治之耳。"显而易见，尤氏所说之"内"，系指阳明里证；"外"，系指太阳表证，"合内外而并治之"，即指调和表里而言。

细考"阳微结"一证，明系风寒之邪束之肌表，卫气被郁，致使上焦失于宣通，里阳不得畅达，郁结于内，而致表里不和，本方可使枢机通利，阳气宣通，表邪疏散，里气获安而表里双解，正如刘渡舟教授所云"本条运用小柴胡汤治疗既有表证又有里证的阳微结"，实为推广了柴胡剂的应用范围，而使"上焦得通，津液得下，胃气因和，身濈然汗出而解"，也正是小柴胡汤通利三焦气机、疏达阳郁以和解表里的治疗作用所在。

（二）调和肝胆

肝为阴、胆为阳，二者互为表里。肝为厥阴之脏，藏血，主疏泄，络血室，为女子之先天；胆为少阳之腑，蕴春阳，主升发，贮胆汁而应肝气。肝胆之中一脏有病，则相互影响，每致肝胆不和。

《伤寒论》曰："妇人中风，七八日续往来寒热，发作有时，经水适断者，此为热入血室，其血必结，故使如疟状，发作有时，小柴胡汤主之。"往来寒热，发作有时，邪入少阳之征也，经水适断，热入血室，病传厥阴之兆也，血热相搏，结于血室，阻滞气机，肝气失于条达，胆气难得升发，必致肝胆不和。治用小柴胡汤者，徐忠可指出："其药仍用小柴胡汤者，盖血室之气肝主之，肝与胆相表里，胆因肝受邪而病如疟。"使用本方可以疏肝利胆之郁，清透血室之热，使枢机通利，肝胆调和，血室自安。

（三）调肝和脾

《伤寒论》云："伤寒，阳脉涩，阴脉弦，法当腹中急痛，先与小建中汤，不差者，小柴胡汤主之。"刘渡舟教授注曰："伤寒脉弦为邪传少阳之征，若浮取涩滞，沉取弦劲，是脾虚而肝胆气郁的表现。脾虚肝郁，以致气血不能传脾，故见腹中急痛，根据'见肝之病，知肝传脾，当先实脾'的治疗原则，可先以小建中汤缓中补虚以止痛；如果服药后，腹痛仍不见好，则还要以小柴胡汤疏肝利胆，其病可愈。"他又说："小柴胡汤中柴胡配黄芩，以清少阳经腑之热，并疏泄肝胆之气郁……人参、甘草、大枣甘温补脾，助正祛邪，以防邪传太阴。"由此可见，本方疏肝扶脾，使克者得疏，抑者得畅，而肝脾自调。

必须指出，本方所治之肝脾不和，应以肝胆郁热而脾虚未甚者为宜。若脾气虚弱而误用本方，往往重伤脾气，每有清气下陷之虞。《伤寒论》中有"得病六七日，脉迟浮弱，恶风寒，手足温，医二三下之，不能食而胁下满痛，面目及身黄，颈项强，小便难，与柴胡汤，后必下重……柴胡不中与也"的论述，应引以为戒。

（四）疏肝和胃

运用本方疏肝和胃者，书中数见。例如，《金匮要略·黄疸病脉证并治》曰："诸黄腹痛而呕者，宜柴胡汤。"《金匮要略释义》云："本条指出肝邪犯胃所致的黄疸的证治。在黄疸过程中，如见腹痛而呕的，是肝邪犯胃所致，故用小柴胡汤疏肝和胃，以止痛呕。"呕者是因肝邪犯胃所致，治当疏肝和胃，正如陈元犀所说："呕者，胃气不和也，腹痛者，木邪犯胃也，小柴胡汤达木郁和胃气，使中枢运，则呕吐止而黄退矣。"

（五）和解少阳

小柴胡汤和解少阳的功效，主要表现在以下三种证候。

1. 少阳自病

《伤寒论》曰："少阳之为病，口苦、咽干、目眩也。"又曰："伤寒五六日中风，往来寒热，胸胁苦满，嘿嘿不欲饮食，心烦喜呕……"上述证候，外不在太阳之表，内不在阳明之里，邪伏于少阳之枢，居于表里之间，谓之半表半里之证，对于少阳病的治疗，钱天来指出："邪在少阳，内逼三阴，达表之途遥远，汗之足以败卫阳，少阳虽外属三阳，而入里之路较近，下之适足以陷邪伤胃，汗下俱不所宜，故立小柴胡汤以升发少阳之郁邪，使清阳达表而解散之。"此所谓和解少阳也。

2. 少阳阳明合病

《伤寒论》指出："阳明病，发潮热，大便溏，小便自可，胸胁满不去者，与小柴胡汤。"又曰："阳明病，胁下硬满，不大便而呕，舌上白苔者，可与小柴胡汤。"前条言发潮热似为阳明腑实之证，却无腹部硬满、大便难、谵语、手足濈然汗出之苦，而有大便溏，小便自可，更有胸胁满闷不除等少阳见证，说明病虽然已传至阳明，而少阳之证未罢，后条承前条，虽有阳明病之大便难，而呕逆、胸胁硬满则是少阳主症，且舌上苔白，并非黄燥，显见病是以少阳为主，故治以少阳，法当和解。

3. 三阳合病

三阳合病，系指太阳、阳明、少阳三经同病而言。《伤寒论》指出："伤寒四五日，身热，恶风，颈项强，胁下满，手足温而渴者，小柴胡汤主之。"身热，恶风，颈项强，病在太阳之表，胁下满为邪伏少阳之枢，手足温而渴，又属热入阳明之里，少阳为三阳之枢，外接太阳，内接阳明，少阳枢机通利，则上下宣通，内外畅达，使太阳之邪外解，入里之邪内清，少阳枢机和利，三阳之邪随即而解，故三阳合病，仍选小柴胡汤，治遵和解少阳之法。

综上所述，小柴胡汤具有和解表里、调和肝胆、调理肝脾、疏肝和胃及和解少阳等功效，并非仅限于和解少阳一端。然诸法之宗，以和为目的。仲景以脏腑病机为本，灵活运用本方，使病者枢机和利，表者不争，里者获安，清补各宜，升降复常，俾阴阳平衡，脏腑和调，每获桴鼓之效。

31 从临床实践谈小柴胡汤

　　小柴胡汤为和解少阳之方。本方寒热并用，攻补兼施，有疏利三焦气机、条达上下升降、宣通内外、运行气血的作用。临床实践证明，小柴胡汤的疗效不但确切，而且其运用范围非常之广，是值得重视的一个方剂。在此，笔者试结合临床实践，略谈运用小柴胡汤的两个问题，悖谬之处，尚祈教正。

　　例一（口苦）　李姓，男，干部，41岁。自诉近日来口中作苦，饮食、二便正常，余无不适。舌质淡嫩，苔薄白而根部略腻，脉弦滑。根据《伤寒论》264条所言："少阳之为病，口苦、咽干、目眩也。"此属少阳枢机不运、经气不利、痰热内蕴所致，治当疏达少阳枢机，使三焦通畅，气机得以自由升降，投予小柴胡汤加味。处方：柴胡24克，法半夏12克，党参6克，竹茹6克，炙甘草9克，黄芩9克，陈皮6克，枳壳6克，生姜3片，大枣7枚，水煎服，日二服。上方服用5剂而愈。

　　例二（不大便）　王姓，男，52岁，干部。平素贪杯，喜食肥甘之物，以致湿热内生，郁遏气机，三焦通道不畅，从而苦于大便结而难解已二载有余，服润肠煎之属，仅能使大便暂通数日，后又复结。近日来诸症加重，伴有心烦，易怒，舌质偏红，苔薄白而腻，脉弦细略数。《伤寒论》："阳明病，胁下硬满，不大便而呕，舌上白苔者，可与小柴胡汤。上焦得通，津液得下，胃气因和，身濈然汗出而解。"似与本证相符，故拟小柴胡汤加味。处方：柴胡24克，法半夏6克，党参12克，炙甘草9克，黄芩9克，白芍12克，生姜3片，大枣15枚，水煎服，日二服。一服大便即通，遵此方再服6剂而愈。嘱其日后少饮酒为佳，多食清淡之物。

　　例三（腰腿痛）　田姓，21岁，工人。腰痛，右大腿外侧部酸痛一年余，阴雨天更甚。曾用针灸治疗，不效。投予芍药甘草汤加木瓜、五加皮、怀牛膝、补骨脂，以及验方参藤活络饮等，都未见明显效果。后细诊其脉弦而细涩，忆及《灵枢·经脉》有云："胆足少阳之脉……是主骨所生病者……胸胁肋髀膝外至胫绝骨外踝前及诸节皆痛，小指次指不用。"该患者疼痛部位正是足少阳胆经循行之处，据此初步判定其病机由少阳枢机不利、经脉运行失畅，气血紊乱所致，试给予柴胡汤加味。处方：柴胡24克，黄芩9克，法半夏6克，白芍9克，炙甘草9克，当归9克，党参12克，川芎9克，生姜3片，大枣7枚，水煎服，日二服。服用5剂后，疼痛明显减轻，继以此方加减连服18剂而愈。

　　讨论一：柴胡的用量问题：小柴胡汤剂量，仲景重用柴胡达半斤（汉代量制），约合今量24克。在本方中，柴胡应大于党参、甘草的剂量，这样方能较好地发挥小柴胡汤的解除寒热、疏达肝胆、调畅气机的作用。若拘于"柴胡劫肝阴"之说，认为柴胡性主发散而易于耗津，从而不敢重用柴胡，把党参、甘草的剂量大于柴胡，或者剂量同等，不突出主药，则往往不能达到治疗目的。笔者认为，仲景用柴胡作为不可汗、吐、下之少阳病主药，且用党参、甘草、大枣甘润之品相伍，绝无伤阴耗液之弊，这从病例三可得到证明。笔者曾治一胆囊结石的女患者，其症每至下午必寒战、高热，伴有右胁下痛、目黄、面黄、口渴、不思饮食、舌淡红、苔薄黄稍腻、脉弦数，前医予小柴胡汤去半夏加金钱草、丹参、鸡内金、郁金、大黄、枳实、白芍之类，服 5 剂仍不能控制寒热症状，细思原方无误，切中病机，但又为何不效呢？原因是处方中柴胡只用至 9 克，病重药轻，无怪乎不能取效，故仍守原处方，只将方中柴胡用量由 9 克改至 24 克，服用一剂，寒热即予控制，再服 5 剂，其他症状亦随之改善。由此可见，小柴胡汤中柴胡一药是关键非重用不可。吴考槃老师曾指出："柴胡性味最薄，用量过少，就难收到解外效果，故《伤寒论》中大小柴胡方，都是用至半斤的。乃近人不信《伤寒论》用量，偏信'柴胡劫肝阴'臆说，不敢多用重用，结果不是柴胡之劫肝阴，乃是量轻病不去、邪反内扰而形成劫肝阴。"可谓切中时弊，一针见血。

讨论二：对"伤寒中风，有柴胡证，但见一证便是，不必悉具"的看法。《伤寒论》101 条指出："伤寒中风，有柴胡证，但见一证便是，不必悉具。"这里的"柴胡证"，指小柴胡汤证。仲景立此一条，为后世医了解小柴胡汤的使用方法与治病的灵活，以及我们如何更好地运用小柴胡汤提供了帮助。由于仲景没有具体指出"但见一证"是哪一症状，从而引起了历代注家的不同看法。有的认为本条所指的"但见一证"是小柴胡汤方后或然诸症（成无己等）；有的认为往来寒热一症者（郑重光等）；有的认为往来寒热、胸胁苦满、嘿嘿不欲饮食、喜呕四症中但见一症者（刘栋等）；有的认为指口苦、咽干、目眩（程应旄等）等，究竟孰是孰非呢？笔者管见，上述医说，都片面强调症状，而忽视了脉象。《伤寒论》378 条说："呕而发热者，小柴胡汤主之。"太阳病、阳明病、少阴病、厥阴病都可出现呕吐、发热症状，在不明确主病之脉情况下呕吐、发热，就投予小柴胡汤治疗。所以说，言小柴胡汤主之，其主病之"弦"脉应寓于其中。这也可以从仲景在《伤寒论》六经篇标题"辨少阳病脉证并治"，脉与证并列，为两个独立的内容。据此可以推知，《伤寒论》103 条"但见一证"，就用小柴胡汤治疗，应在首先取得少阳病主脉"弦"脉的情况下，方可用之。

综上所述，"伤寒中风，有柴胡证，但见一证便是，不必悉具"，就可以理解为：在得少阳病主脉"弦"脉的同时，再采取少阳病的 7 个主症（口苦、咽干、目眩、往来寒热、胸胁苦满、嘿嘿不欲饮食、心烦喜呕）中的一个旁证即可使用小柴胡汤，如案例一就是如此。但从临床实践上看，也可理解为在取得少阳病主脉"弦"脉的同时，再采取能够反映少阳病机的一症即可使用小柴胡汤治疗，案例三就是在出现"脉弦加少阳经脉循行不畅、枢机不运所致的腰腿痛"症，从而选用小柴胡汤治疗获效的。如此无形之中就扩大了小柴胡汤的使用范围，加强了其治病的灵活性。这大概就是当年医圣张仲景为什么不明确指出"一证"究竟是哪一症状的原因所在吧。

32 柴胡桂枝汤治疗脑部疾病

柴胡桂枝汤源于《伤寒论》，由疏转枢机的小柴胡汤和调和营卫的桂枝汤合方而成，主治"伤寒六七日，发热，微恶寒，支节烦疼，微呕，心下支结，外证未去者"。此外，笔者将柴胡桂枝汤治疗脑部疾病，如癫痫、脑外伤综合征等，取得了良好的效果。

癫痫病案 周某，男，32岁，1992年4月13日初诊。

患者于六年前突然昏仆倒地，不省人事。继而出现眼球上翻、口吐白沫、四肢抽搐、牙关紧闭等征象，持续数分钟。开始一年发作3～4次，近月来每周发作1次，发作中常碰得鼻青面肿、头破血流，发作后头昏身软，疲乏无力，睡眠不佳，大便稍干，舌质淡、苔薄白，脉弦细。诊断为"癫痫"，服西药镇静抗痫，疗效不稳，遂求治于余，并谓性欲低下，阳事不举，阴冷囊缩已有两年。遂予柴胡桂枝汤加味：柴胡12克，桂枝6克，白芍6克，制半夏6克，黄芩5克，白参6克，全蝎5克，石菖蒲9克，胆南星8克，肉苁蓉9克，巴戟天6克，蜈蚣1条，生姜6克，大枣7枚，炙甘草5克。

服10剂，癫痫症状未发。又服20剂，仍未发作，并有性欲冲动感。随嘱患者将此方研末为丸，连服半年以巩固疗效。随访两年，未见复发。

脑外伤综合征案 刘某，男，35岁，1995年10月17日初诊。

患者在1939年4月工作时，头部突受外伤，当即昏迷，经抢救后苏醒。此后一直感头昏、耳鸣、注意力不集中、记忆力减退、睡眠不佳、疲乏无力，虽经多方治疗，症状仍未控制，并逐渐发展到阳痿，小便频数，尿后余沥不尽，右半身麻木，运动不灵，舌质淡紫、苔薄白，脉沉弦细。处予柴胡桂枝汤加味：柴胡12克，桂枝6克，白芍6克，半夏6克，黄芩6克，生姜5克，大枣7枚，炙甘草5克，党参9克，鸡血藤15克，丹参15克，淫羊藿12克，石菖蒲9克，僵蚕12克，红参6克，枸杞子10克。

此方连服20剂，头昏耳鸣及阳痿、右半身麻木等症减轻大半；后嘱其将此方加熟地、黄精、当归等药研末成丸，连服2个月而获全功。

按语 柴胡桂枝汤主要适用于积痰久瘀引起的脑部病变，若因火热所致，则非其擅长。

脑为髓海而为元神之府，脑髓充实则能正常发挥灵机记性、视、听、嗅、言等功能。脑髓之来源，主要赖于肾所化之精髓，若痰、瘀阻塞脉络，使肾所化精髓不能上注于脑，脑海空虚，则头昏耳鸣，疲乏无力，记忆力减退；脑之功能紊乱，影响及肾，不能藏精作强，阴阳皆损，则易出现阳痿、小便频数、尿有余沥等症。从而形成恶性循环，越演越重。基于这个思路，笔者在治疗积痰闭阻之癫痫及外伤致瘀之脑外伤综合征等脑部疾病者，多在治痰化瘀、温肾益阳的基础上，选用柴胡桂枝汤疏调脉络，以恢复脑肾之间的通路为原则而取效。

33 对《伤寒论》白虎加人参汤证有关问题的研讨

《伤寒论》中有 5 条原文论及白虎加人参汤证治，古今医者在临床使用本方治疗阳明胃热炽盛、气阴两亏所致诸症疗效确切，值得重视。笔者通过复习文献，发现历代医家对白虎加人参汤证的有关问题争论颇多，至今尚未定论。在此，有必要提出来，加以讨论。

（一）白虎加人参汤证出现"时时恶风"、"背微恶寒"的机制问题

《伤寒论》173 条："伤寒、若吐若下后，七八日不解，热结在里，表里俱热，时时恶风，大渴，舌上干燥而烦，欲饮水数升者，白虎加人参汤主之。"174 条："伤寒，无大热，口燥渴，心烦，背微恶寒者，白虎加人参汤主之。"对白虎加人参汤证的"时时恶风"和"背微恶寒"机制的解释，历来约有以下四种观点。

（1）太阳表邪未尽。如成无己曰："背微恶寒者，为表未全罢，所以属太阳也。"其实，《伤寒论》179 条中有明训："伤寒，脉浮，发热无汗，其表不解，不可与白虎汤。"更何况于白虎汤中加用入里补气之人参，其不可用于表邪未解的病证，更是显而彰明，故此观点，不能成立。

（2）阳气虚弱所致。如周禹载云："时恶风者，阳外虚也。"如果本证的恶风寒确属阳气虚弱所致，那么在时时刻刻强调"扶阳气、护胃气"的《伤寒论》里，就应以救阳为急务，还能用大剂清热生津的白虎加人参汤吗？

（3）以章虚谷、万友生为代表的医家，认为邪热亢盛，郁阳不能外达所致。个人浅见，此种观点，亦非正确。理由如下：一者，《伤寒论》173 条明确指出，白虎加人参汤证的病机为"热结在里，表里俱热"，是谓里热炽盛，其气不郁于内而腾达于外，则表间亦热，并不言及阳热郁遏这一病机；二者人参只有大补元气之功，而无疏畅郁阳之效，于白虎汤内加人参治疗恶风寒，亦说明本证无阳热郁遏这一病机；三者，笔者于临床中，曾观察多例阳明邪热炽盛、阻遏阳气外达的患者，病者一般不会出现"时时恶风"和"背微恶寒"，多表现为肢厥、体厥、胸腹灼热，此时若用白虎加人参，则有遏阳之弊，而用白虎汤加连翘、金银花、芦根、竹叶等清宣郁热之品，收效甚佳。

（4）以吴谦、刘渡舟为代表的医家，认为是阳明邪热炽盛、气阴两亏所致。就目前而言，此种观点，尚可自圆其说，笔者亦持此见，理由有二：其一，从病机上讲，阳明邪热耗伤阴津，则口干舌燥，心烦渴饮；邪热亢盛，不仅耗津，而且耗气，元气受损，无以卫外，故时时恶风，背微恶寒。其二，从方剂上看，方中人参合炙甘草有大补元气以疗"恶

风寒"之用；知母味苦性寒，有清胃热、滋阴津之效，焦树德说："一般苦寒药，如黄连、黄芩、黄柏、栀子等，虽能清热，但都有化燥伤阴的缺点。知母则无此缺点，并且有滋阴降火的作用。"故知母配石膏能大清胃热，知母伍粳米则濡养阴津，诸药合用，以奏大清胃热、益气滋阴之功，显为邪热炽盛，气阴两亏而设。

（二）白虎加人参汤的主药问题

白虎加人参汤由白虎汤加人参组成，讨论白虎加人参汤的主药，实际上就是讨论白虎汤的主药。对此问题历来有两种看法：第一，多数医家认为主药应是生石膏。如柯韵伯云："石膏性辛寒，辛能解肌热，寒能胜胃火，寒能沉内，辛能走外，此两味擅内外之能，故以为君。"第二，少数医家认为主药当是知母，如成无己曰："知母味苦寒，《内经》曰：热淫所胜佐以苦甘。又曰：热淫于内，以苦发之，故微表热，必以苦为主。故以知母为君。"第三，笔者管见，知母当为本方主药。根据如下。

（1）从药物排列来看，方剂中的药物排列，一般是主药在前、辅佐在后，白虎加人参汤是以知母起首。

（2）从阳明病的成因来看，造成阳明病的原因，主要是过多地丧失了阴津，方中唯有知母既可清胃热，又能滋阴津，在本方中显居主导地位。

（3）从白虎汤治疗高热来看，药理实验证明[12]，单用石膏，退热虽快，但作用较弱而短暂，知母退热虽缓，但作用较强而持久，白虎汤中抽去知母，即失去退热作用，说明石膏退热作用较弱和在白虎汤配伍中知母的重要作用。

（4）从白虎加人参汤治疗消渴（糖尿病）来看，姜延良[13]将本方运用于实验性糖尿病，证明本方有降血糖作用，方中单味知母、人参有降血糖作用，而用生石膏、炙甘草、粳米则无明显降血糖作用，而在知母、人参中加入无降血糖作用的石膏、粳米、炙甘草，则降血糖作用增强。可知本方剂中，知母是降血糖的主药，生石膏等药仅起辅佐作用。

综上所述，白虎加人参汤（白虎汤）的主药应是知母，生石膏仅起辅助作用。

或许有些医者要问：生石膏既非本方主药，为何原方用量却要超过知母，而用至一斤呢？这可能是因为生石膏的解热成分是其所含的微量物质，而其主要成分硫酸钙没有退热作用，故生石膏要用大剂量方符合病情需要。

（三）白虎加人参汤和白虎汤在临床上的鉴别作用问题

白虎加人参汤与白虎汤基本都主治阳明燥热外蒸所致"五大一黄"（大热、大烦、大汗出、大渴、脉洪大、舌苔黄燥），都具有大清胃热之用，并均以知母为主，生石膏为辅。两方在理论上十分好鉴别，白虎加人参汤证的病机为阳明邪热亢盛，气阴两亏，邪实正虚，白虎汤证的病机则为邪正俱实，里热熏蒸于外。从治疗上看，白虎加人参汤以知母合生石膏清泻胃热，配粳米兼滋阴液，人参、炙甘草大补元气，是以攻邪为主，兼以扶正的方剂，而白虎汤则用知母、生石膏大清气分热，炙甘草、粳米调护胃气，是以攻邪为主，注意到护正，却不须扶正的方剂，然在临床使用上，也就是在症状上，则不那么好鉴别应用。

有人认为，白虎加人参汤之适应证与白虎汤证相比较，为汗出过多，渴饮更剧。从文字上看，似乎尚可，然在临床实践上却行不通，因为在临床上，是不可能用出多少汗、喝多少升水来衡量是否为白虎汤证，超过多少汗，多少升水，又是否属白虎加人参汤证的。

少数医家认为，白虎加人参汤证有"时时恶风"、"背微恶寒"，而白虎汤证没有，此可作为两方在临床使用中的鉴别要点，其实，微恶风寒仅是白虎加人参汤的一个兼症而已，并不是每个白虎加人参汤证的患者都会出现，用微恶风寒一症作为两方鉴别点，意义不大。

吴鞠通《温病条辨》有条文论及白虎加人参汤与白虎汤在临床上的鉴别作用，此5条原文均认为：在邪热炽盛的情况下，脉现浮洪者，说明邪正俱盛，宜白虎汤，脉现洪芤，说明邪热伤及气阴，宜白虎加人参汤。正如吴氏所云："若浮而且洪，热气炽甚，津液立见销亡，则非白虎不可。若洪而且芤，金受火克，元气不支，则非人参不可矣。"由此可知，阳明经证，脉浮洪时，宜白虎汤，脉洪芤时，宜白虎加人参汤。两方如此从脉象上鉴别使用，临床信而有征，实补仲景之未逮。

此外，笔者在临床上，曾治数例阳明邪热亢盛所致高热患者，其脉浮洪并无芤象，然使用白虎汤不效。甚至个别患者热度反有上升趋势，此时于方中加入一味人参，热度则很快下降，各症亦随之消失，此乃愚者偶得，告知同好，以知常达变。

34 白虎汤治愈顽固性自汗症

朱某，男，25岁，1986年12月5日初诊。

患者手足鼻部汗出溱溱已达八年之久。身无汗，寐则汗收、寤则汗出，不分四季。近两年来，汗症更甚，特别是握笔书写，转瞬间纸即透湿，苦不堪言。多方治疗，乏效。检视前方，不外益气敛汗、调养心神之品。刻下舌质淡，苔薄黄，脉弦缓。余先处桂枝汤，不效；次拟单方木通、红枣，亦不效；再予补中益气汤合牡蛎散，更无小效。乃持脉沉思。

（1）患者虽自汗年久，然其语声洪亮，身体壮实，双目炯炯有神，其脉按之良久，亦觉弦缓有力，遂认定本证是实证，而非虚证。

（2）脾主四肢，鼻为肺之窍、胃经之所过，患者独以手足、鼻部自汗不止，余处无汗，其病位当在肺、脾（包括胃）两脏。前已采用温补脾肺之法，无效，今宜从清泄入手。

（3）《伤寒论》224条说："若自汗出者，白虎汤主之。"仲师既有明训，方中膏、知又为清泄肺胃之品，甚是对症，当用之。然恐大寒大凉之品，易败脾胃，遂于原方中加一味黄芪，既能益气固卫，又防寒凉败胃。

思索稍定，旋拟下方：生石膏45克，知母18克，炙甘草6克，怀山药18克，生黄芪30克，服3剂，手足鼻部自汗较前稍减，又按前方服6剂后，汗出较前明显减少，但增大便稀溏，酌减膏、知药量，加陈皮6克，桑叶9克，续服本方15剂后几年痼疾竟荡然无存矣。

35　茵陈蒿汤治疗口渴

茵陈蒿汤首见于张仲景的《伤寒论》，具有清热利湿作用，对治疗湿热黄疸效甚好，笔者根据中医异病同治的治疗原则，用本方治疗1例久治不愈的口渴症，取得满意疗效。现介绍如下。

韩某，女，45岁，1987年9月7日初诊。自诉口渴，饮热则舒已两年余，口中黏腻不爽，纳差，形体肥胖，舌质淡胖，苔黄厚腻，脉沉弦而不数。前医用药，不外化湿、养阴之品。脉症合参，乃辨为湿遏热伏，久困脾阳，津不上承，根据《伤寒论》238条曰："渴引水浆者，此为瘀热在里……茵陈蒿汤主之。"故拟茵陈蒿汤加味：茵陈15克，焦山栀、生大黄各6克，熟附子4克，茯苓9克。2剂，感口渴减轻，续服5剂，口渴即除。视其舌苔，稍现黄腻，嘱其改用佩兰5克，薄荷2克，生甘草1克，泡水长服。以化尽体内余湿。随访半年，未见复发。

36 麻黄连翘赤小豆汤治愈汗臭症

李某，女，45岁，1986年6月18日初诊。

诉因其夫亡故后，情志抑郁，继出现汗出臭气扑鼻达4个月之久，伴口臭、纳差，大便时干时稀而奇臭，小溲黄燥，虽经多项生化检查及透视拍片，未发现异常。多方服药求治，亦未见明显疗效，心情十分焦虑。刻诊见舌质淡、苔黄厚腻，脉弦滑。证属气郁湿遏，浊邪化热，方选麻黄连翘赤小豆汤加减以宣展气机、清利湿热。处方：麻黄9克，赤小豆30克，连翘9克，桑白皮9克，绿豆芽15克，谷芽9克，泽泻9克，甘草梢5克，服4剂后，汗出臭气减轻，续服5剂，诸症悉除。随访至今未复发。

按 《温病条辨》说："汗也者，合阳气阴精蒸化而出者也。"今患者气郁生滞，使摄入的水谷不能正常化为阴精，败浊为邪，滞久生热，阳热之气合败浊之邪，蒸腐日久，从皮毛外泄则汗出臭秽；从诸窍而出，则口臭、二便奇臭。故选用麻黄连翘赤小豆汤清利宣展，则湿热自除，诸症自愈。

37　桂枝加芍药汤、桂枝加大黄汤功用探析

桂枝加芍药汤、桂枝加大黄汤载于《伤寒论·辨太阴病脉证并治》，"本太阳病，医反下之，因尔腹满时痛者，属太阴也，桂枝加芍药汤主之；大实痛者，桂枝加大黄汤主之"。对此两首方剂的作用，历代医家甚少提出异议，多认为桂枝加芍药汤是解表和脾之剂，桂枝加大黄汤为解表攻下之方。在此，笔者试就此两首方剂作用问题，略陈管见，以就正于同道。

（一）桂枝加芍药汤能否解表的问题

桂枝加芍药汤是由桂枝汤加重芍药的用量衍变而来，据此，有的医家认为本方有解表调中之用。如《医宗金鉴》云"本太阳中风病，医不以桂枝汤发之而反下之，因而邪陷入里，余无他证，惟腹满时痛者，此属太阴里虚痛也，故宜桂枝加芍药汤以外解太阳之表，而内调太阴之里虚也"。我们知道，桂枝汤之所以能够解肌发汗祛散风寒，是因为：第一，桂枝与芍药用量之比为 3∶3。桂枝辛温，能宣通卫阳，祛散风寒，驱邪于外；芍药酸苦、微寒，能敛阴液，和营于内。两者配伍，于解表中寓敛汗之意，和营中有调卫之功，如此则营卫运行和谐，正阳充足，在表之风寒邪气焉有不祛之哉？第二，桂枝汤能够外解太阳之表，更重要的一个条件是"服已须臾，啜稀热粥一升余，以助药力，温覆令一时许，遍身絷絷微似有汗者益佳"。如果服桂枝汤后，不啜稀热粥，不温覆取汗，那么桂枝汤只有调和营卫、疏畅气血之功，无解表发汗之用了。如《伤寒论》第 386 条治疗霍乱吐利向愈之机，只是在内之营卫不和所致"身痛不休者"就是如此用桂枝汤调营卫、止身痛的。

桂枝加芍药汤有外解太阳之表的作用吗？试看方中药用量倍于桂枝，芍药与桂枝之比为 6∶3，这就意味着酸敛趋里之性优于辛散外发，服药后既不须吸稀热粥以助药力、又勿令患者温覆取汗，能说桂枝加芍药汤有解表之功吗？从仲师在桂枝加芍药汤证的主症"腹满时痛"后自注云："属太阴也"，可知本证系太阴脾虚气滞，用桂枝加芍药汤之目的，就在于内调太阴之里虚，而无所谓外解太阳之表。如见有桂枝，即扯向太阳，岂不胶柱鼓瑟！

（二）桂枝加芍药汤是温阳为主，还是滋阴为主

《伤寒知要》说："桂枝加芍药汤所主治的太阴病腹满时痛应与 273 条太阴病腹满时痛对照。彼属太阴阳虚证，宜理中汤以温阳；此属太阴阴阳两虚（阳虚为主）证，宜用桂枝加芍药汤以温阳为主，而兼滋阴。"初看方中有甘温助阳之桂枝，况王叔和亦有"桂枝下咽，阳盛则毙"之明训，可见桂枝温性之烈，言桂枝加芍药汤以温阳为主，似亦顺理，如细究之，则不然矣。

从用量上看，方中酸寒之芍药（六两）倍于辛甘温之桂枝（三两）。《神农本草经》谓芍药能"益气"，《本草经疏》谓其能"收阴气"，柯韵伯直言芍药能"益阴敛血"，可见芍药有益阴之效。张仲景在《伤寒论》62条中，治疗汗后荣阴不足致身痛、脉沉迟者，就是用桂枝汤调和营卫，加大芍药用量以增强和荣益阴之功，加人参以补气生津，加重生姜以通血脉之滞。其他如小青龙汤、真武汤、黄连阿胶汤、当归四逆汤、麻黄升麻汤中用芍药，无不取其滋阴之用。在桂枝加芍药汤中，酸寒滋阴之芍药用量倍于辛甘温阳之桂枝，况又有炙甘草、大枣之甘润益阴相助，由此足证本方之主旨在于滋阴，而不在于温阳。

在临床实践中我们常用桂枝加芍药汤施治于脾阴亏损、肠道失润所致便秘、腹胀满、口唇干燥的老年习惯性便秘患者，每收良效。祝谌予明确指出本方主治平素脾胃虚弱，阴液不足，大便干结，粪结如球，确系经验之谈。祝氏并报道用桂枝加芍药汤加当归、肉苁蓉，治疗一病后阴液大伤、肠枯不润而致纳少腹胀，大便难解，每解如球状，形体瘦弱、唇口干但不多饮，舌质红，脉沉细的患者而获良效。由此可知，桂枝加芍药汤是滋阴之剂，而不是温阳之方。那么，桂枝加芍药汤证的病机显然为脾阴虚，其主症"腹满时痛"，显系脾阴亏损而使运化失职、气机壅滞所致。是以方中重用阴柔之芍药滋养脾阴，复用炙甘草、大枣味甘佐芍药补益脾阴；因脾主运化，叶天士说："脾为柔脏，惟刚药可以宣扬驱浊。"又说："太阴湿土，得阳始运。"故笔者认为，方中用桂枝、生姜等阳药是为脾阴不足、运化失职、气机壅遏所致之腹胀满而设。如此配伍，动静结合，共奏滋养脾阴、调畅气机之功，则斯症愈矣。

（三）桂枝加大黄汤不是解表、温下之剂

桂枝加大黄汤，即桂枝加芍药汤复加二两大黄。有些医家认为，桂枝加大黄汤有表里双解之用，如柯韵伯曰："表邪未解而阳邪陷入于阳明，则加大黄以润胃燥，而除其大实痛，此双解表里法也。"前已述及，桂枝加芍药汤无解表之功，那么于无解表作用的桂枝加芍药汤中加入二两苦寒攻下的大黄，其无解表之用，更是显而彰明。

另外，有的《伤寒论》注家认为桂枝加大黄汤是温下之剂，如《伤寒论译释》曰："本证（指桂枝加大黄汤证——笔者注）的大实痛，是肠中有实邪，所以要加大黄以疏通里实，此为后世温下法的滥觞。"《冉注伤寒论》[14]亦云："桂枝为群方之魁，汛应曲当，可以和外，可以和内。究之温煦暖营，是为温法，加芍药、加大黄是两下法于温法之中。"不错，本方加大黄是为了肠中实邪阻滞而致的"大实痛"所设，但据予测理，桂枝加大黄汤证仍是在脾阴不足的病理基础上产生的。因桂枝加芍药汤是滋阴之剂，再于方中加入二两苦寒泻下的大黄，充其量不过起到滋阴攻下的作用。可见，见方中有桂枝之温、大黄之下，不加思索便认为桂枝加大黄汤是温下之剂，这是很不妥当的。

桂枝加芍药汤证和桂枝加大黄汤证的病机均为脾阴亏损，两方都有滋养脾阴的功效，其区别就在于一是无形之气机阻滞所致"腹满时痛"，一则为兼挟有形实邪（如食滞、燥屎等）阻滞肠中而致"大实痛"；所以前者只需用芍药、炙甘草、大枣益阴滋脾，辅以桂枝、生姜通畅气机即可，而后者则更须加少量大黄，这样既能起到攻下肠中积滞的作用，又不伤已亏之阴液，用药可谓丝丝入扣，切中病机。

38 桂枝加大黄汤加味治疗慢性溃疡性结肠炎 24 例临床观察

慢性溃疡性结肠炎患者，因结肠部位病变而出现久病不愈，腹痛绵绵，中医治疗常用疏肝理脾、止泻止痛方药及灌肠等。笔者自 1984 年起选用《伤寒论》桂枝加大黄汤加味治疗本病，疗效颇佳，现不揣浅陋，总结报道如下。

（一）一般资料

本文所选择病例，系根据临床上具有典型症状，经大便常规检查并除外菌痢、阿米巴痢疾及肠结核等病变，并经 X 线钡餐检查或乙状结肠镜检查有溃疡病灶，且除外其他结肠病变而确诊者，共计 24 例，其中男 16 例，女 8 例。年龄 25～30 岁者 4 例，31～40 岁者 6 例，41～50 岁者 11 例，51～54 岁者 3 例，病程最短 1 年余，最长 7 年余。

（二）方药及疗效

1. 方药组成

桂枝 9～12 克，白芍 18～30 克，大枣 12～15 枚，炙甘草 6～12 克，生姜 9～12 克，生大黄 4.5～6 克，田三七 2～4 克，山楂 9～12 克，鸡内金 6～9 克。腹痛剧者，加延胡索、五灵脂；里急后重者，加藿香；五更滑泄者，加赤石脂、怀山药、肉豆蔻；舌苔厚腻者，加苍术、厚朴。

2. 疗效统计

以症状消失，大便检查及 X 线钡餐检查或乙状结肠镜检查正常作为基本痊愈；以症状、大便检查及 X 线钡餐检查或乙状结肠镜检查未见好转为无效；其他则视为不同程度的好转，结果基本痊愈 15 例，占 62.5%；好转 7 例，占 29.2%；无效 2 例，占 8.3%。

（三）病例介绍

吴某，男，42 岁，1986 年 5 月 21 日初诊。

患者于 1984 年春开始腹痛腹泻，大便每日 4～6 次，夹有黏液血便，里急后重，肠鸣腹胀，每因过劳、受凉或饮食不慎而病情加重。

经X线钡剂灌肠及乙状结肠镜检查确诊为"溃疡性结肠炎"。两年来，曾先后用中西药结合治疗效果不显。刻下患者腹胀腹痛较甚，痛苦难耐，面色晦滞，精神抑郁，舌质淡、苔白厚略干，脉弦细。脉证合参，证属太阴脾虚，肠中积滞，气机不畅，治用桂枝加大黄汤加味以益脾导滞。处方：桂枝9克，白芍18克，炙甘草6克，大枣12枚，生姜9克，生大黄6克，鸡内金9克，田三七3克，山楂9克，水煎服，每日2次。3剂后，腹痛腹胀消失，大便成形稍有黏液，续以原方加减服至40余剂，症状悉失，继用参苓白术散加田三七、山楂、大黄等药，嘱其研末常服，以巩固疗效，一年后乙状结肠镜检查提示溃疡面愈合，随访一年，病未复发。

（四）讨论与体会

桂枝加大黄汤载于《伤寒论·辨太阴病脉证并治》，"本太阳病，医反下之，因而腹满时痛者，属太阴也，桂枝加芍药汤主之；大实痛者，桂枝加大黄汤主之"，主治太阴脾虚挟积滞阻塞肠中所致腹满疼痛诸症。笔者用其治疗慢性结肠炎，乃因本病临床表现主要以脾虚失运、积滞内停之腹痛腹泻为主要矛盾，与桂枝加大黄汤证病机颇相吻合。桂枝加大黄汤由桂枝汤原方倍芍药量，再加大黄组成。柯韵伯《伤寒来苏集》云："桂枝加芍药，小试建中之剂，桂枝加大黄，微示调胃之方。"认为本方具有小建中汤与调胃承气汤两方效用，概括了本方功擅健脾和胃、导下积滞。本方用于治疗慢性结肠炎，确有良好效果。

值得注意的是，慢性结肠炎之腹痛腹泻、里急后重和黏液血便，常反复发作，迁延不愈，其原因与脾虚失运、积滞内困有关。积滞内困，气机不畅，久病入络，往往导致脾运缓慢、瘀结于里，使瘀血与积滞胶黏不解而形成恶性循环。因此，在运用桂枝加大黄汤治疗本病时，酌加田三七、山楂、鸡内金以活血化瘀、磨消积滞。

至于大黄之用，《本经》言其"下瘀血，血闭，寒热，破癥瘕积聚，留饮宿食，荡涤肠胃，推陈至新，通利水谷，调中化食，安和脾脏。"可知大黄既善荡涤肠中积滞，又能活血祛瘀，是治疗慢性结肠炎一味不可缺少的中药，它对缓解本病腹痛腹泻等症状，修复结肠溃疡病灶，有着其他药物不可取代的作用。或有虑其沉降下行，力猛善走，用治本病，其更使泻下无度，正气益损者，其实，大黄在方中与诸药久煎，其泻下成分已多被破坏，又有桂芍诸药监制，故致泻作用大大减弱，气分血分毫无损害。

39 试论四逆汤的作用

四逆汤出自《伤寒论》，主治伤寒少阴病的亡阳厥逆证，被公认为是回阳救逆的代表方剂。本方对后世影响甚大，在临床上很有实用价值，因此，探讨四逆汤的作用原理，深有必要。

（一）回阳救逆

心肾属少阴之脏，少阴之阳气为人身阳气之本，心肾之阳协调共济，则能温煦脏腑，运行血脉，气化津液；若心肾阳微，功能衰退，阴寒极盛，致四肢厥冷者，当用四逆汤回阳救逆，如《伤寒论》323条曰："少阴病，脉沉者，急温之，宜四逆汤。"

四逆汤中生附子药性刚燥，走而不守，《本草从新》[15]说："附子，阴证要药，凡伤寒传变三阴，中寒夹阴，身虽大热，而脉沉细，或厥冷腹痛，甚则唇青囊缩，急须用之。"《神农本草经读》[16]亦谓："附子味辛气温，火性迅发，无所不到，故为回阳救逆第一品药。"故生附子能上助心阳以通脉，下补肾阳以益火，为方中急救回阳要药，辅以温中之干姜，补虚之甘草，则其方功专力宏，合为回阳救逆之要方。是以仲景运用四逆汤治疗少阴亡阳厥逆证，在《伤寒论》中屡有出现。近年来，临床运用四逆汤治疗心力衰竭、心肌梗死及各种原因引起的休克，取得满意疗效，几乎视四逆汤为中医抢救休克的专方，并运用现代实验方法，证明本方有升高血压、加强心肌收缩力、改善微循环的作用，从而为中医治疗急症，开辟了广阔的前景。

（二）顾护脾胃

《内经》曰"五脏六腑皆禀气于胃"、"有胃气则生，无胃气则死"，故少阴亡阳厥逆证最忌脾胃阳气衰竭。因少阴心肾阳气，需赖后天脾胃阳气的不断补充；若脾胃阳气垂绝，少阴之阳气得不到补充则易导致少阴之真阳更加涣散，形成恶性循环，终至阴阳离绝而亡。冉小峰[17]老中医曾说："人之阳气，资始于肾，资生于胃，故两者并重，从化源资始资生处着力。"用四逆汤治疗少阴心肾亡阳证，实际上也考虑到了顾护脾胃的阳气，有以下为证。

《本草思辨录》[18]论曰："诸四逆汤治少阴病而用干姜，似干姜亦所以温下，不知少阴寒甚，必上侮及脾，用附子以斩将搴旗，犹当佐干姜储粮坚壁。"《医学衷中参西录》云："干姜为温暖脾胃之主药，伍以甘草，能化其猛烈之性使之和平，更能留其温暖之力使之常久也。"故四逆汤中干姜温暖脾胃，并有调补脾胃圣药——甘草相助，其方顾护脾胃阳气之旨一目了然。张隐庵说："四逆汤，启少阴之生阳，助阳明之士气。"李克绍教授更是直言："四逆汤的作用，主要是温太阴。"李说虽有可商榷之处，但二位医家所说四逆汤能顾护脾胃阳气的观点，则是一致的。

（三）兼存阴津

《伤寒论》载四逆汤所治 12 证中，有 9 证是以吐、利为主因引起的，吐利固然可伤人体阳气，但亦可耗人体阴津，如《伤寒论》387 条曰"吐利汗出，发热恶寒，四肢拘急，手足厥冷者，四逆汤主之"。论中四肢拘急即因阴津不足以濡养之明征。故四逆汤证中或多或少地存在着阴津不足这一病机，其治法宜在回阳救逆的同时，必须兼顾阴津，以使阳回阴不伤。

《名医别录》谓甘草"止渴"，《本草秘录》云甘草"除阴虚火旺，生津止渴"，叶天士在《湿热论》中亦说："舌苔白厚而干燥者，此胃燥气伤也，滋润药中加甘草，令甘守津还之意。"说明甘草有滋生阴津之效。但甘草生性平和，随气药能补气，随血药能补血，无往而不胜，不似麦冬、生地、阿胶等品，只能呆补阴津，而无他效。所以仲景在四逆汤中，将甘草列在附、姜之前，盖此药既能随附、姜回阳护中，又能兼滋阴津，以使本方起到回阳而不伤阴、顾阴而不碍阳之效，其用心可谓良苦矣。成无己《注解伤寒论》说："四逆汤以复阴阳之气"，实具远见卓识。

（四）小结

四逆汤中生附子回阳，干姜护中，甘草顾阴。三味药就起到了四逆汤的三种作用，附、姜、草三药在方中既相互配合，又相互制约，能使垂危之阳回于顷刻。仲景选药之精，认证之准，足堪后世效法。

40 熟附子治疗湿温病

近年来，笔者探索性地将熟附子运用于湿温病治疗，并获得点滴体会，谨汇报如下。

（一）湿温（湿重于热）案一

林某，男，21岁，1985年5月7日初诊。

患者起病已2个月，午后身热不扬，体温38.79℃，口渴不欲多饮，头昏面黄，纳呆，鼻流清涕，疲倦欲寐，二便正常，舌质淡红，苔黄滑腻，脉弦滑。经用西药（具体药物不详）治疗，效果不佳，证属湿热相搏，阻滞中焦气分，湿重于热之候。治拟化湿清热，顾护脾胃，方选甘露消毒丹加附子。处方：藿香6克，白蔻仁3克，连翘9克，薄荷6克，滑石18克，黄芩9克，石菖蒲6克，茵陈9克，白通草9克，熟附子（先煎）3克，水煎服，日2次。

药后微汗出，次日午后热不作，稍想进食。续进3剂，精神倍增，食欲转佳，苔薄腻，改用藿香、佩兰、扁豆、怀山药、薏苡仁、谷芽、蔻仁等芳香醒脾之品调治一周，痊愈。

（二）湿温（湿重于热）案二

钟某，男，32岁。1984年8月27日初诊。湿温5个月余，身热不扬，恶寒，纳差，口中黏腻不爽，欲呕，身重疼痛，疲倦乏力，睡眠不佳，舌质淡红，苔白黄相兼而厚腻，脉缓。曾服用辛温发表药则增头目昏蒙，改用清热之品则越感疲乏。此由湿中挟热，胶结不解，蒙蔽清阳，湿重于热所致。方选三仁汤加附子以化湿清热。处方：杏仁9克，白蔻仁6克，薏苡仁30克，藿香9克，厚朴6克，清半夏6克，白通草6克，滑石18克，淡竹叶6克，连翘9克，石菖蒲6克，熟附子（先煎）4.5克。水煎服，日2次。

服3剂，热退，唯觉头目昏蒙，余症均减。续进6剂，苔厚腻转薄，诸症皆瘥，唯睡眠不安，改用连翘、扁豆、茯神、酸枣仁、佩兰、首乌藤、薏苡仁、砂仁等药善后。

体会如下。

1. 熟附子治疗湿温病，多适用于"湿重于热"这一证型，如案一、案二均是如此。吴鞠通说："湿为阴邪，自长夏而来，其来有渐，且其性氤氲粘腻，非若寒邪之一汗而解，温热之凉则退，故难速已。"故探讨使缠绵难愈的湿温病能够"速已"，是摆在我们面前的一大课题。从临床实践看，熟附子加于化湿方中，确能提高疗效，缩短疗程，可作为治疗湿温的一味有效药物，加以研究。

2. 湿温是由外感湿热邪气所引起，以中焦脾胃为病变中心。章虚谷认为：一人身阳气旺则火气而归"阳明"，阳气虚则随湿化而归"太阴"。叶天士亦说"湿胜则阳微"。可见"湿重于热"的湿温病，或多或少地存在着"阳气不足"这一病机，临床也常见患者有疲倦乏力昏昏欲睡、大便先硬后溏及畏寒等湿困阳微指征，这都为熟附子的应用，提供了依据。近代名医徐小圃常用熟附子配黄连治疗湿温气阴两伤、余邪留恋所致诸证，极有效验。

3. 《本草秘录》说："附子大热之品也……急症宜多用，而缓症宜少，此用附子之法也。"遵此原则，在治疗发病较缓、病程较长、缠绵难愈的湿温病时，熟附子一般用至2～5克，以奏温通阳气、振奋脾胃功能之功，并发现熟附子用量过大，则易助热邪，弄巧成拙，伤津化燥，促使病情传变、恶化，此不可不知也。

41 附子补阳质疑

自汉代张仲景创制肾气丸治虚劳腰痛、男子消渴以来，附子补阳之说不胫而走。如张元素谓其"补下焦之阳虚"，张锡纯称其"为补助元阳之生药"，即使今人也有持"温阳补阳最力者，莫过于附子"之论者。但是，从全国高等医药院校教材《中药学》将附子列为干姜、肉桂、蜀椒等温里药之首来看，附子与补骨脂、巴戟天等诸补阳药是确有不同之处的。

笔者认为，附子辛甘大热，性燥烈而善走，通行十二经，故其祛寒救逆力强，为温里回阳之要药，而直接温补阳气之功则较弱。补阳药如补骨脂、菟丝子、蛤蚧、海马等则味甘性温，善守而不走，具有直接的、较强的滋补阳气之功。综观历代方书，治疗阳气虚弱之证，几乎未见单用附子补阳者，仅有今人才见虚弱之证，悉用燥热之药，如伏火金石、附子、姜、桂之类，致五脏焦枯，血气干涸，而致危困（见陈自明《管见大全良方》之训）；而主张采用单味补骨脂等温养阳气者，比比皆是。

再从药物配伍角度看，附子与补益药相伍，才有较强的温补阳气作用，如陈修园《神农本草经读》说：附子"杂于芩、芍、甘草中，杂于地黄、泽泻中，如冬日可爱，补虚法也"。值此之际，附子类味少量小，配合阴柔滋润之品，以蒸化肾气，起到了补而不滞、滋而不腻之作用，如八味地黄丸、右归丸等。而补阳药无论单用或复方使用，其作用只有一端：补阳。同时，从现代药理研究来看，附子主含生物碱，主要作用于心血管系统，具有强心升压抗休克作用；补阳药则多含脂类或蛋白质、激素等，多具激素样及提高免疫功能作用。故从药理学和药物化学角度来看，附子与补阳药是不同的，应予以区别对待。

综上所述，附子的主要作用应是祛寒，通过祛寒才能回阳。古今那种持附子补阳论者，不但混淆了祛寒与补阳治则之不同，而且模糊了阳虚与阴寒邪盛概念之区别，给中医立法用药带来了一定程度的混乱，应予纠正。

42 治肾病综合征水肿的体会

肾病综合征是以肾小球基底膜损害为主要病变，以大量蛋白尿、全身浮肿、低蛋白血症、高脂血症为主要表现的泌尿系统疾病。在治疗中，我们观察到，当水肿消退时，低蛋白血症、高脂血症、蛋白尿等主要实验室指标才有不同程度的改善，若单纯着眼于化验指标的治疗，往往徒劳无功。因此，治疗肾病综合征，应将如何消退水肿放在首要位置上，其次方可考虑蛋白尿等的治疗。

我个人认为，肾病综合征水肿与急性肾炎水肿的治法是有所不同的。一般来说，急性肾炎之水肿，多由外感风湿热邪、肺失宣降所致，予以宣肺祛风、清利泄毒法治疗，即可使肺之宣降功能恢复，水肿可去，蛋白尿可消失。而肾病综合征水肿，用五苓散、五皮饮等一般的中药利水剂常少效。通过临床摸索，我认为下列两法治疗肾病综合征水肿，疗效较好。

（一）温阳利水法

肾病综合征水肿的病机主要是脾肾阳虚，不能制水，气化无权，其治疗宜温阳与清利兼施，临床常用真武汤加白花蛇舌草、白茅根、益母草、车前子等，其中附子为必用之品，且剂量宜大。一般服用本方后，最短在 24 小时内即现利尿，其肿即逐渐消失。有关研究资料也表明，温阳药能促使肾血流量增加及肾小球滤过率增加，利水药能作用于肾小管提高吸收率，而与温阳药起协同作用，从而出现明显的利水作用。总之，本法对消除蛋白尿，增加肾小球滤过率、肾血流量及对肾组织修复有一定作用，临床上，约四分之三的肾病综合征水肿患者可水利肿退。

（二）峻下逐水法

如若上法尚且不应，说明患者邪实水壅，冰冻三尺，非一日之寒，其治法就应及时去宛陈莝，选用峻下逐水药消水退肿。此时当断则断，切不可畏首畏尾，踌躇不前，耽误病情。临床中，我常用卢氏"肿半截"秘方，体会到本方具有消肿迅速、副作用少的优点。现将本方组成、制法、服法介绍如下，以供参考。

1. 组成

黑白丑 120 克，红糖 120 克，生姜 300 克，大枣 120 克，共为一剂量。

2. 制法

将黑白丑碾成细粉。首先，生姜洗净去皮，捣碎用纱布挤压姜汁。其次，将大枣洗净，去核，捣成糊状。然后将红糖、枣泥、黑白丑粉混入姜汁中调匀成糊状蒸服，先蒸半小时，取出捣匀后再继续蒸半小时，共一小时，待干后制成丸剂。

3. 服法

一剂分 2～4 日服完，每日 3 次，于饭前 1 小时空腹吞服。

选用卢氏"肿半截"秘方治疗顽固性肾病综合征高度水肿，患者无恶心呕吐不良反应，尿量常迅速增多，水肿消退，肾功能亦随之改善，往往取得满意效果。

43 治水肿慎用阴药

水肿，乃由体内水液潴留，泛滥肌肤所致。阴药，泛指熟地黄、山茱萸、龟甲等滋腻阴柔之品，因其性滞易碍水湿，故治水肿慎用阴药。

《医门法律·水肿论》云："肾司开阖，肾气从阳则开，阳太盛则关门大开，水直下而为消；肾气从阴则阖，阴太盛则关门常阖，水不通而为肿。"是以治疗水肿当用阳药祛阴邪，恢复肾之开阖功能；若用阴药，势必滋碍阴邪，助纣为虐。张仲景所设治水诸方中，每用熟附子、麻黄、细辛、生姜、茯苓、木防己、桂枝等阳药，虽于治水方中用阴药，然阴药味少量小，仅取阴阳相济、动静结合、补正纠偏之意。如真武汤中用白芍，就是用来防附子等阳药化燥伤阴的。全国高等医药院校教材《中医内科学》中，将水肿分为风水泛滥、水湿浸渍、湿热壅遏、脾阳不振、肾阳衰微五种证型，其治疗也无一方主用阴药。由此可知，治疗水肿宜用发表、利湿、温阳运脾等阳药，阴药则慎用之。

昔日，曾治一慢性肾炎患者，症现面浮足肿，晨起为甚，怯寒，神疲，头昏，纳差，舌淡苔白润，脉沉迟。证属肾阳式微，开阖失司，水湿内盛，治当用温肾助阳之真武汤。药服10剂，证减大半。虑其久服附子，易于伤阴，遂改用济生肾气丸法。处方：熟地24克，山茱萸9克，怀山药12克，牡丹皮9克，茯苓9克，泽泻9克，熟附子6克，桂枝6克，牛膝6克，车前子9克，服至3剂，肿复如初，始悟此乃重服阴药，滋邪碍阳之过也。更用温阳剂真武汤，久服而愈。治水肿慎用阴药，乃言其常，常中有变。若水肿久治不愈，反复发作，伴见精神疲倦，头晕耳鸣，腰痛遗精，五心烦热，舌红脉细者，此乃肾阳虚极、损及阴精所致，理当重用熟地等阴药滋肾养阴以愈诸症。

44 《伤寒论》四逆散用枳实浅议

提要：本文对仲景四逆散方用枳实的药理作用，结合有关文献归纳为行气理脾、强心通脉两个方面。认为此方不仅能治肝郁之气厥，亦可治阳热内陷入阴所致之热厥。指出《伤寒论》318 条四逆散原文以"少阴病"冠首，既不是为鉴别诊断而设，亦非错简，更不是含有"脉微细，但欲寐"临床见症，而是点明其病机所在。

伤寒各家历来就对《伤寒论》318 条所载四逆散证有争议，如对文中"四逆"的认识，归纳起来就有三种意见：①以成无己为代表的伤寒注家，认为四逆散所主治之"四逆"是为热厥；②舒驰远等伤寒注家，认为"四逆"是寒厥所致；③近人陆渊雷先生，则认为是肝郁气厥所致。诸家见仁见智，莫衷一是，究其原因，则在未能全面把握枳实在方中的作用。就此，笔者不揣浅陋，略陈管见如下。

（一）行气理脾

枳实的行气理脾作用已为众所公认，如《本草秘录》曰其"涤荡其脾中积滞"，《用药心得十讲》则谓："枳实善于破泄胃肠结气。"

《伤寒论》318 条说："少阴病，四逆，其人或咳，或悸，或小便不利，或腹中痛，或泄利下重者，四逆散主之。"阐述了肝失条达气郁致厥的证治。枳实在四逆散中，无论对肝郁气滞所致之"四逆、咳、悸、小便不利"，还是对肝气犯脾所致之"腹痛，泄利下重"，都充分发挥了其行气、理脾的作用。值得一提的是，肝郁气厥所致"四逆"，实际上厥冷的程度并不严重，正如何任教授[19]说："《伤寒论》该条文虽说'四逆'，但这类四逆是不甚重的。一般老弱虚人由于一时的气郁、食郁所致的气机不宣畅者，见指、趾冷者有之，亦即所谓四逆散证也。"

肝属木，主疏泄；脾属土，主运化。肝、脾两脏在生理上有密切关系，肝木有病，每易侮土，以致肝脾不和，四逆散中柴胡疏肝，枳实理脾，芍药敛肝，炙甘草健脾，四药配伍精妙，疗效卓著，是主治肝脾不和的对证良方。脾居中焦，主大腹，肝脾不和，影响脾胃的升降运化，最易出现泄泻、腹胀、腹痛、胸胁痞满等以腹部症状为主的疾病。因此，柯韵伯认为文中"泄利下重"四字，应该列在"四逆"句后，不应该列入或然证中，是很有见地的。近贤郭子光等在《伤寒论汤证新编》中，列举了四逆散加乌梅、川楝子治疗胆道蛔虫病，合大黄甘草汤治疗肠梗阻，加牡丹皮、黄柏治疗急性单纯性阑尾炎，加薤白、郁金、瓜蒌治疗肋间神经痛等病证后，得出了"四逆散是以治腹症为主的方剂"这一结论，并指出"古今不少注家认为，本条汤证以腹症为主，而其他各症均为兼症"。笔者认为，将腹症与四逆一同移作四逆散证的主症，对扩大四逆散的临床应用范围是很有指导意义的，并体会到，四逆散之所以对诸腹症有良好的效果，在很大程度上取决于方中枳实擅长行气理脾作用。

（二）强心通脉

成无己《注解伤寒论》说："四逆者，四肢不温也，伤寒邪在三阳，则手足必热；传到太阴，手足自温；至少阴则邪热渐深，故四肢逆而不温也，及至厥阴，则手足厥冷，是又甚于逆，四逆散以散传阴之热。"宗法此说，近年来，江西严氏[20]用四逆散为主，治疗小儿发热厥逆证，收效甚著；广东余氏[21]也深刻体会到本方是治发热厥逆之良剂，并说："若谓方无芩连知膏，无退厥热之功，则大谬矣。"可知四逆散能治阳热内陷少阴所致之热厥证。

傅氏[22]报道，用四逆散治疗出血热表现为少阴热化证9例，即休克早期属高排低阻型休克，取得满意效果。提示四逆散所治热厥，实属现代医学的休克早期。休克是急性循环功能不全综合征，其发生的基本原因是有效血循环量不足，引起组织和器官微循环灌流不良。祖国医学认为，心主血脉，具有推动血液在脉管内运行的作用，从而供应全身的需要。若邪热内郁少阴，燔灼阴血，轻者使血液稠黏，运行郁滞，重者则如《医林改错》所说："血受热，则煎熬成块。"终致心脉不通，阴阳气不相顺接而为厥逆，正如《伤寒论临床实验录》所说："内中郁热，使阴液暗耗，以致气血郁滞，循环不畅，而发生四肢厥逆。"其治法当宣泄郁热，强心通脉。

四逆散中枳实，现代药理研究证明本品煎剂，低浓度时能使离体蟾蜍心脏收缩增强；高浓度时使离体蟾蜍心脏收缩减弱；有明显升压作用，并能改善休克状态下生命重要器官的血液供应。据报道，用枳实注射液治疗各种原因引起的休克94例，总有效率为96.8%，其中显效者占74.5%。以上事实无可辩驳地证明枳实有抗休克作用，而从祖国医学的角度言，则说明枳实有强心通脉以治厥逆之能。仲景在枳实薤白桂枝汤、橘枳姜汤、桂枝生姜枳实汤中每用枳实，治疗心脉痹阻，痰浊上犯致胸痹、心痛等病，即取此用，温病学家叶天士[23]治发热肢厥，喜用枳实，其验法此。

综上所述，四逆散中柴胡宣泄邪热以除病源，枳实强心通脉以治闭阻，补益阴血，并"除血痹"（《本经》）、"通顺血脉"（《别录》），炙甘草扶养心气，兼缓病势。诸药合用，共奏宣泄郁热，畅通心脉以除闭阻之功，实为治厥之妙方。《伤寒论临床实验录》说："由四逆散药物之作用知其为宣通壅闭之方，药物既不偏于热又不偏于寒……用之治热深厥深之热，属扼要对证之良方。"高度地概括了四逆散这一作用，可谓要言不烦，深得师意。

（三）结语

通过探讨枳实在四逆散中的作用，起码可以解决以下两个问题：①认为四逆散只治气厥，不治热厥之争，可以休矣。②便于理解冠首"少阴病"三字的含义。对"少阴病"三字有理解为"脉微细，但欲寐"者（如钱天来）；有持鉴别诊断者（如唐宗海）；有持错简论者（如程门雪）。因四逆散中枳实有强心通脉作用，能治邪热内郁心脉痹阻所致厥逆。心与肾同属少阴之脏，故冠首少阴病，实点明本证病机所在。

45 《伤寒论》真武汤用芍药浅议

笔者试对芍药在真武汤中的作用略陈己见。

（一）利水气

《神农本草经》载芍药能"利小便"，《伤寒论正义》曰："逐水气之剂，未有如芍药者。"《别录》谓其"散水气，利膀胱、大小肠"，可见芍药能利水气。《伤寒论》316条明言真武汤证"此为有水气"，自属少阴阳衰、水气为患，而芍药在真武汤中，正好可以发挥"利水气"这一作用，但与方中附子、茯苓、白术、生姜相比，其利水气作用则较弱。

（二）益阴津

笔者曾论芍药有益阴敛津之效兹不赘述。言真武汤中芍药益阴津，理由有三：

1. 盖水之所制在脾，水之所主在肾。若肾阳虚衰，温化失职，使正常之水津变成病理产物，即水气，不能发挥其濡润作用，则正常的阴津必相对不足。但真武汤证中水气内停的症状往往掩盖着阴津不足这一病机，故人多不识。芍药之性苦、酸、微寒，长于益阴，正是针对这一病理征而设。

2. 真武汤证中有下利、呕吐、咳痰、小便不利等症，阴津必然随之耗伤，故用芍药益阴以防患于未然，势在必行。

3. 真武汤中附子、生姜温燥有耗阴之弊，茯苓、白术淡渗有伤阴之嫌，用芍药以防诸药损伤阴津，甚是必要。

综上所述，芍药在真武汤中，除利水气外，并可益阴津。他如附子汤、小青龙汤、桂枝芍药知母汤中用芍药，均取养阴利水之用。张路玉在真武汤下注曰："至用芍药之微旨，非圣人不能。盖此症虽曰少阴本病，而实缘水饮内结，所以腹痛自利，四肢疼重，而小便反不利也。若极虚极寒，则小便必清白无禁矣，安有反不利之理哉！则知其人不但真阳不足，真阴亦已素亏，或阴中伏有阳邪所致，若不用芍药固护其阴，岂能胜附子之雄烈乎！"此论发人深省，启迪思维，指导临床。

（三）平肝息风

《伤寒论》84条说："太阳病，发汗，汗出不解，其人仍发热，心下悸，头眩，身𫘦动，振振欲擗地者，真武汤主之。"此条若遵照传统理论，运用水气内盛的观点解释，是难以令人信服的。为什么呢?我师万教授在《伤寒知要》中论曰："因为这些症状都具有动摇的特点，而火衰水盛则应主静而不应主动。这就只有从少阴火衰水盛，水反侮木，引起厥阴风木内动去解释。也就是说，真武汤所主治的悸眩瞤振，是因少阴火衰水盛，引起厥阴风动所致，故宜其方温阳利水以息风。"此证少阴阳衰水盛是本，厥阴风动为标，是以方中主用附子、茯苓、白术、生姜温阳利水以治本；至于芍药，《中药学》谓其"平抑肝阳"，《医学摘粹》谓其"清乙木之风"，现代药理研究亦证明芍药主含芍药苷，有良好的镇静、抗惊厥、解痉作用，后世平息肝风的镇肝熄风汤、羚角钩藤汤中用芍药，均取其平息内风之用。因此，笔者认为，芍药在真武汤中，除起利水气、益阴津作用外，尚有平肝息风以解悸眩瞤振之能。仲景此法实开后世温阳息风之先河。

46　半夏散及汤治愈急性扁桃体炎

　　李某，女，31岁。1990年10月23日诊，咽喉灼痛三日，吞咽困难，并见发热恶寒，一身尽痛，倦怠乏力，咳嗽涎多。曾服疏风清热、利咽解毒药不效。视之咽部可见重度充血，双侧扁桃体肿大，舌质偏红，苔黄白相兼而薄，脉沉弦而细，并无数急之象。辨为寒束痰凝、阳郁不达所致之急性扁桃体炎。选用半夏散及汤辛温开达、利咽止痛。处方：法半夏、桂枝、生甘草各9克。上三味，用水煎开，徐徐咽下。服2剂，咽痛、红肿及寒热、咳涎现象顿除。

　　按　此病中医称乳蛾。所用半夏散及汤，出于《伤寒论》313条："少阴病，咽中痛，半夏散及汤主之。"方中半夏降逆散结，桂枝通阳解郁，甘草缓急解毒，三药合用，可谓治寒客阳郁咽痛之妙方。

47 当归四逆加吴茱萸生姜汤的运用体会

当归四逆加吴茱萸生姜汤载于《伤寒论·辨厥阴病脉证并治》："手足厥寒，脉细欲绝者，当四逆汤主之；若其人内有久寒者，宜当归四逆加吴茱萸生姜汤主之。"该方主治血虚寒凝兼有久寒所致诸症。

所谓"久寒"，历来有两种看法：一曰"久寒"，是指平素胃肠虚寒，有腹痛呕吐清涎等症状；一曰"久寒"，乃指沉寒痼疾，表现为下焦积冷、少腹冷痛等症状。从吴茱萸、生姜并用，有温胃降逆、暖肝散寒的功效来看，以上两种意见均有道理，可以相互并存。

厥阴肝血不足，寒邪久滞所致手足厥逆、脉细欲绝，之所以用吴茱萸、生姜温肝散寒，当归、白芍益肝养血，而不用附子、干姜助阳祛寒，乃因肝体阴而用阳，内寄相火，肝血虽亏，内有久寒，也只宜用散寒而不助火之吴茱萸、生姜，养血而不滞邪之当归、白芍。不似少阴为寒水之脏，可用附子、干姜等纯刚燥烈之药。仲景之方，法律精严，组织谨密，于此可见一斑。

当归四逆加吴茱萸生姜汤临床运用广泛，笔者常用本方施治于早期雷诺病、脱疽、屡发冻疮、皮肤病、坐骨神经痛、腰痛、头痛头冷、慢性阑尾炎、慢性盆腔炎等疾病，往往收到满意疗效。现就临床使用本方的点滴体会，略叙于下，以供参考。

（一）辨清脉象

厥阴血虚，寒邪久滞的辨证要点为手足厥寒，脉细涩或细弱。本证常易与少阴虚寒证相混，务须辨别清楚。两证虽都以手足厥寒为辨证要点，但两者脉象不同：前者为脉细欲绝；后者为脉微欲绝。脉细，其状应于指下如丝，应指显然；脉微，为极细极软，若有若无，轻诊可见，重按则绝。如此辨清脉象，临证投方处药，庶不致误。

病案 姚某，女，36岁，1984年10月7日初诊。

患者手足逆冷，畏寒三年余，入冬尤甚，伴头昏、倦怠欲卧、形体消瘦、口唇暗紫、舌质淡、边有瘀斑、苔薄白、脉细涩。曾服补中益气汤振奋脾阳之品未效。今辨证为阳微阴盛，处予四逆汤加味。服用4剂，诸症不仅不除，反增口渴唇干，根据其脉细涩，细主血虚，涩乃寒凝，遂辨证为血少寒滞。前用附、姜诸品，过于温燥耗血，故增口渴唇干，宜用当归四逆加吴茱萸生姜汤祛寒养血为治。服用8剂，诸症大减。后以调养气血之品收功。

（二）辨清头痛部位

足厥阴之脉，上会于巅顶，故头痛在巅顶，当责之于厥阴病变。由于头为诸阳之会，手足三阳经均循头面，故厥阴头痛应从部位上与太阳头痛、少阳头痛、阳明头痛辨别清楚，方可更好地审因论治。

一般太阳头痛，多在头顶部；阳明头痛，多在前额部；少阳头痛，多在头之两侧，而厥阴头痛，则在巅顶部位。笔者体会，厥阴血虚，寒邪久滞所致的头痛，多为巅顶部冷痛，喜按，予当归四逆加吴茱萸生姜汤有效，至于其他部位的头痛，施用本方，往往无效。

病案 李某，女，25岁，1984年11月7日初诊。

患者头痛以前额为甚，并觉额内有冰冷感月余，伴畏寒、肢冷、纳差，舌质淡白、苔白厚腻，脉缓弱，投以当归四逆加吴茱萸生姜汤，3剂未效。思前额为阳明经循行之处，现患者脾胃虚寒，故头冷痛以前额为甚。疏予理中汤加白芷、桂枝而愈。

（三）中病即止

当归四逆加吴茱萸生姜汤证的病机为厥阴血虚，寒邪久滞，故方中既用当归、白芍、炙甘草、大枣益肝养血，又用吴茱萸、生姜、细辛、桂枝、木通、酒温肝逐寒。在本证中，由于久寒上升为主要矛盾，故方中温胃逐寒之品的用量总和大于益肝养血之品的用量总和（约为3:1）。本方虽为攻补兼施之剂，而以攻为主，在临床上，使用本方就应中病即止，不可过剂。

寒邪易祛，阴血难复。本证在寒邪祛除之后，即宜以补血养肝之品以善后；若再施用本方，往往徒伤气血，变证丛生。

病案 邓某，女，30岁，1984年7月9日初诊。

患者手足厥逆六年余，伴头昏乏力、纳差、指甲青紫、少腹冷痛，遇冷水及阴雨天尤甚。曾服益气、温阳之品及四逆汤未效。舌质淡苔薄白，脉细弱。辨证为肝血亏虚、寒邪久滞，宜益肝养血、温肝祛寒，处予当归四逆加吴茱萸生姜汤。服用5剂，即觉手足温、精神振、饮食增。效不更方，再服5剂，患者即觉胸闷气短，如有物下坠感、乏力，此实过服诸药，辛热损伤宗气，以致宗气下陷，投以升陷汤而愈。

（四）用药体会

（1）细辛于当归四逆加吴茱萸生姜汤中用量为3两（约含今量9克）。过去，笔者拘于"细辛不过钱"之说，每在方中用细辛不超过3克。通过临床摸索，发现细辛对血虚寒凝所致少腹冷痛、巅顶痛、四肢疼痛等系列痛证，是一味非常理想的止痛药，而其止痛作用的发挥，则与其用量关系密切。方中用细辛3克时，止痛作用常不显著，细辛的用量为6～9克时，其止痛效果最为理想，临床并未见副作用。故医者不必拘于"细辛不过钱"之说，仲景在方中重用细辛9克，有其临床依据。

（2）吴茱萸，辛苦燥烈，具有温胃散寒、暖肝燥脾之效，是治疗久寒的主要药物。若畏其燥烈而不敢用或用量过少，则杯水车薪，药不胜病。笔者体会到此药可用至18～24克。有个别患者服下药后，感觉咽喉干涩，此乃吴茱萸辛辣刺激之故。适当增加方中大枣用量，即可防止其副作用。

（3）大枣，于当归四逆加吴茱萸生姜汤中重用 25 枚，除可防止吴茱萸辛辣刺激之弊外，还与其益荣养血作用有关，正如清代周岩《本草思辨录》所说："枣加多者，以能补中而随当归辈生血液也。"可知大枣在本方中有两大作用，医者不可视其为等闲之品少用或不用。

仲景用枣，很是讲究，每在药后注明"擘"，即剖开入煎。实验证明，破枣的总煎出物约相当于完枣的 7 倍，而完枣入煎，煎出物仅约破开入煎的七分之一，而七分之六的成分，未予利用，随药渣弃之，甚为可惜，仲景用枣，有其科学性。

（4）用酒、水各半煮药，是本方的特色。酒能使诸药有效成分更好地溶出，并引诸药药力直达病所，以起活血散寒之效。

48 百合病论治之我见

百合病是一种以精神恍惚不定，语言、行动、饮食和感觉失调为主要表现的疾病，自张仲景在《金匮要略》中提出采用百合地黄汤为主治疗后，世人多谓百合病是由心肺阴虚内热所致。其实从《金匮要略》治疗百合病的原则来看："百合病见于阴者，以阳法救之；见于阳者，以阴法救之。"是说百合病见于阴者，多属阳虚，法当温补其阳；见于阳者，多属阴虚，法当滋润其阴，总使阴平阳秘，精神乃治。可知张仲景原将百合病分为阴虚、阳虚两大证型，但未列出治疗阳虚型百合病的具体方药，致使后人在研究百合病时，忽略了百合病尚有阳虚这一证型。

笔者认为，心神内安，有赖于阴血的滋润、阳气的温煦。阴血不足可以影响神明，阳气不振同样也能导致心神涣散。从临床实践看，阳虚型百合病除有默默不欲言、欲卧不卧、欲行不行、饮食无味，或不欲闻食臭、如寒无寒、如热无热、变幻无常等表现外，每每可有口淡、小便清、舌质淡、脉微或迟缓等症出现。其治应以温养心阳、潜镇心神为主。对此，笔者多选用《伤寒论》桂枝甘草龙骨牡蛎汤为治，其效佳良。此方桂枝、炙甘草辛甘补养心阳，龙骨、牡蛎重镇潜敛心神，可为阳虚型百合病的对症良方。

49　谈谈张仲景方剂治病的蝴蝶效应

张仲景编著《伤寒杂病论》，书中所载方剂即经方，因其功效卓著且可靠，而备受历代名医所青睐，是我国第一部理法方药比较完善、理论联系实际的古代重要医学著作。书中实际载方260首，这些方剂流传至今，疗效为什么如此显著？其现代作用机制到底是怎么回事？个中机巧，十分值得玩味。

有这么两个例子：20世纪50年代中期中国中医界用白虎汤类方治疗流脑取得了相当理想的疗效，但后来进行的白虎汤药理实验研究却让一些人大惑不解，白虎汤煎剂并无抗脑膜炎球菌的作用。前些年曾有人通过实验得出这么一个令人啼笑皆非的结论：桂枝汤治疗感冒无效，理由是桂枝汤煎剂在体外并无显著的抑制流感病毒的作用。

以上两个例子，实际上说明这么一个道理：经方治疗疾病的一个特点就是把机体自组织过程——脏腑气化活动作为中介，以治疗手段来"触发"中介机制的反应，从而达到调整阴阳、扶正祛邪之目的，也就是仲景书中所曰："阴阳自合者，必自愈。"所谓触发作用，在西方复杂性研究中被称为"蝴蝶效应"。"蝴蝶效应"理论，是美国科学家通过对触发作用的研究，推导出的如下结论：亚马孙河流域的热带雨林中一只蝴蝶扇动一下翅膀，通过触发机制，最后可能形成大西洋上的一场飓风。而张仲景方剂治疗疾病就常常通过"蝴蝶效应"而取效。

清代医家王三尊在《医权初编》中说："夫药者，所以治病也，其所以使药之治病者，元气也。"这里所说的"元气"，即指机体自身的自组织能力和抗病机制。仲景曰"以荣行脉中，卫行脉外，复发其汗，荣卫和则愈"、"令胃气和则愈"、"凡病，若发汗，若吐，若下，若亡血，亡津液，阴阳自和者，必自愈"、"得小便利，必自愈"、"下之而解"、"汗出而解"，这些条文充分说明了张仲景方剂治病机制在于可以不直接对病因和病灶起特异性的治疗作用，而是作为物质、能量、信息输入，作用于机体的脏腑气化过程，推动机体的自组织、自保持能力来达到治愈疾病的目的。

目前对仲景方剂的大量研究表明，按照现代药理学试验，许多仲景方剂（如白虎汤、竹叶石膏汤、麻黄汤、小柴胡汤、桂枝汤、麻杏石甘汤、大青龙汤、小青龙汤等）在体外并无抗菌作用，但治疗细菌性疾病都有很好的疗效，其机制就在于这些方剂调动或增强了机体的免疫能力，从而起到抗细菌感染的作用。例如，小柴胡汤本身并无抑菌作用，但对多种细菌感染性疾病却有很好的防治作用。该方剂广泛用于消化系统之慢性胃炎、胃及十二指肠溃疡、慢性肝炎、脂肪肝、胆囊炎、急性水肿性胰腺炎、肝硬化等；呼吸系统之急性支气管炎、上呼吸道感染、过敏性哮喘；循环系统之病毒性心肌炎、高血压、传染性单核细胞增多症、心律不齐；泌尿系统之急慢性肾炎、肾病综合征、肾绞痛、尿毒症、肾盂肾炎等；精神神经系统之癫痫、神经症、梅尼埃病、神经性休克等；内分泌系统之糖尿病、甲状腺功能亢进、网状内皮组织增生症、胶原病等；男科之睾丸炎、性功能减弱、附睾炎等；妇科之经前期紧张综合征、产褥期精神障碍等；五官科之耳前庭神经元炎、化脓性中耳炎、结膜炎、巩膜炎、过敏性鼻炎等；其他如系统性红斑狼疮、淋巴结增生、结核性淋巴结炎等病症。其作用机制就在于本方能提高机体免疫功能，调节肾上腺皮质及髓质激素，恢复机体功能，改善动脉硬化，促进脑中单胺类神经递质的更新等。因此，许多缺乏特异疗法的急慢性疾病之所以用经方治疗有很好的疗效，就是在于它对于机体自我调节功能的触发作用。经方的治疗作用绝不是"一把钥匙开一把锁"的特异效应，同病异治，异病同治，寒因热用，热因寒用，阴阳双向调节，临床随证治之，总的原则就是通过某种触发机制，调动机体自身的调节作用，以鼓舞脏腑之气，调整脏腑功能，达到阴平阳秘、精神乃治之目的。

总之，张仲景方剂治疗疾病，常常只是通过"蝴蝶效应"，即各种触发机制来调动机体的自我调节能力，以达到"阴阳自和"而取效，而不是直接针对病因、病灶、病原微生物进行治疗。懂得这一点，我们就可以进一步认识中医并进行中医科研，不至于再得出像"桂枝汤治感冒无效"一类的结论。

50　张仲景阴阳思想在方剂学中的具体运用

张仲景方剂配伍严谨、效用显著，其中很多方剂多是寒热并用、散敛并用、升降并用和攻补兼用等。这些方剂固然是辨证论治特色的体现，因证立法，以法制方，但若从方剂自身的配伍规律来看，性味功用相反的药物同伍一方，则是阴阳思想在方剂学中的反映。

（一）滋阴与助阳并用

肾气丸温补肾阳，为肾阳不足者而设。用桂枝、附子温壮肾阳，同时配伍地黄、山茱萸、怀山药滋补肾阴。阴阳生化之道，孤阴不生，孤阳不长。这种相互对立的配伍方法，反能更好地发挥补益肾阳的作用。临床实践证明，温阳方和滋阴方都应采取这种配伍方法。阴阳两虚证，更应阴阳互补，气血并调。芍药甘草附子汤以芍药之寒与附子之温并用，辛、甘、酸三味互投，辛甘化阳，酸甘化阴，并治阴阳两虚，极尽配伍之妙。炙甘草汤调补阴阳，滋养气血，从其药物配伍来看，亦含阴阳互根之理。明代张景岳独悟仲景理奥，指出："善补阳者，必于阴中求阳，则阳得阴助而生化无穷；善补阴者，必于阳中求阴，则阴得阳助而泉源不竭。"强调方剂要注意阴阳配伍，一语中的。其右归丸以肉桂、附子、鹿角胶、菟丝子、杜仲、枸杞子大补肾阳，同时伍入熟地、山茱萸、怀山药、当归以滋阴养血，足见其补阳不忘养阴。其左归丸以熟地、龟甲、山茱萸、怀山药滋补肾阴，同时伍入鹿角胶、菟丝子、枸杞子以温养肾阳，滋阴不忘补阳。

（二）寒热并用

这类方剂很多，主要有半夏泻心汤、甘草泻心汤、生姜泻心汤、黄连汤、乌梅丸及栀子干姜汤、干姜芩连汤、麻黄升麻汤等。这些方剂以寒药与热药同伍一方，以治寒热错杂证，药性相反，而各行其功。王不留行散治疗金疮，以桑白皮、黄芩配伍干姜、川椒，寒热并行，寒剂中用热药，热剂中用寒药，配伍恰当，能收阴阳糅合、相互激发之效。其他如后世左金丸中黄连与吴茱萸并用，清火泻肝作用更著；交泰丸中黄连与肉桂互投，象征天地交泰之意，清心降火之效益验。至于九味羌活汤配伍生地、黄芩，不仅能防止诸药辛燥伤阴，且有清热之功。

（三）散敛并用

桂枝汤发汗解肌、调和营卫，配芍药之酸敛，不使桂枝发汗太过，以免"如水流漓，病必不除"。治风寒表虚证，此种配伍最为稳妥。徐忠可曰："外证得之能解肌祛邪气，内证得之能补虚和阴阳。"故桂枝汤的配伍具有阴阳之动静的深层意蕴。小青龙汤以麻黄、桂枝、细辛解表散寒，宣利肺气，同时配伍芍药与五味子收敛肺气，以防三药辛散太过，耗散肺气。苓甘姜辛五味汤也以细辛与五味子并用，散敛结合，收敛以护正，看似说对立，实则统一。后世医家运用止咳平喘方常取此法，其效甚验。射干麻黄汤、厚朴麻黄汤亦是如此。

（四）升降并用

仲景治呕方，如麦门冬汤、大半夏汤、吴茱萸汤、干姜半夏人参丸、旋覆代赭汤、橘皮竹茹汤等都体现了这种配伍法则。这些方剂均能降气止呕，因证而立，以治不同证型之呕吐。但都同时配伍人参益气升清。升降并用，降中有升，而不减降气止呕之功。将欲抑之，当先举之，寓降于升，包含着辩证法。浊气不降，与清气不升密切相关，是一个问题的两个方面。故降气止呕用人参益气升清在先，以治其本；继以泻浊降逆于后以治其标，正本清源，标本兼治，较单纯降逆止呕略高一筹，此为阴阳配伍之妙用。

（五）攻补兼用

攻补兼用的方剂主要有鳖甲煎丸、薯蓣丸、大黄䗪虫丸、大黄甘遂汤、十枣汤、白虎加人参汤等。这些方剂重在祛邪兼以扶正。鳖甲煎丸软坚散结，活血化瘀，同时用人参、芍药、阿胶益气养血；大黄䗪虫丸活血逐瘀，并用阿胶养血，功补兼施，攻邪不忘扶正。"邪之所凑，其气必虚"，病多虚实夹杂，故攻补同用，邪正兼顾更能切中病情。以补为阴，以攻为阳，则攻补同用，乃是阴阳之理渗透于方剂的配伍之中。

（六）气血同治

枳实芍药散由枳实、芍药组成，行气和血，治妇人产后腹痛、烦满不得卧。药仅二味，而组方绝妙，发人深思。枳实苦辛微寒，辛则开，苦则降，功擅破气消痞。芍药苦酸微寒，苦则泄，酸则敛，专于柔肝敛肝，养血和营。两药配伍，则一气一血，一散一收，一补一治，动静结合，刚柔相济，气血并治，相反相成。这首方剂阴阳配伍，幽明可见。

上述完全相反对立的配伍方法，实际上是张仲景阴阳思想在方剂学中的具体运用，对方剂的许多配伍方法以阴阳学说加以解释，不仅有执简驭繁之便，且更能揭示某些方剂的组方奥妙。

《易经》曰："一阴一阳之谓道。"张景岳曰："天地之道，以阴阳二气而造化万物；人身之理，以阴阳二气而长养百骸。"阴阳是关于天地万物变化的最根本道理，它蕴含了事物内部无穷奥妙。阳中有阴，阴中有阳，阴阳互根，蕴含着丰富的辩证法思想。故方剂的阴阳配伍是科学辨证的具体运用。方剂选药恰当，阴阳配伍得法，能使方剂具有灵活性，临床若能模拟阴阳生化之道，师法仲景，注意方剂的阴阳配伍，就能提高疗效。

　　危重病阴阳严重偏盛偏衰，如白虎汤证、四逆汤证须用纯阳剂或纯阴剂治疗，以最大发挥补偏救弊的作用，仅可暂用而不可久服。而慢性久病，顽固难愈，恒多阴阳失调，寒热错杂，虚实并存，治疗时则应注意方剂的阴阳配伍。喻嘉言曰："新病者，补偏救弊，宜用其偏，久病者扶元养正，宜用其平。"明确指出了这一点。因此，临证组方不可忽视方剂的阴阳配伍。

51 张仲景方剂中君药探析

君药，是中医方剂中的重要组成部分。君药的确立对研究古方创制新方意义重大。不知道方剂中何为君药，何为臣药，必将导致对整个方剂的认识模糊。因此，对张仲景《伤寒杂病论》中所载方剂进行"君药"研究和探讨，进而对张仲景方剂组成结构进行深一层次的了解，很有必要。

（一）君药的含义及其在方剂中的地位

君药是针对主病或主症，包括病机，起主要治疗作用的成分，简言之"主治药为君"。一张方剂，无论药味多寡，都必然有君药存在，君药是方剂的灵魂。君药在，方剂在；君药变，方剂则变；君药亡，则方剂亡。如麻黄汤，外感风寒表实证是其主症，故以麻黄（苦、辛性温，专入肺经，发汗解表，宣肺止咳）为君药。若无麻黄，则不存在麻黄汤。理中丸，用治太阴中焦虚寒证，临床或见呕吐下利，或腹中痛，致阳虚失血，病虽多途，主证病机则一，即脾胃虚寒，故均可用以干姜为君药的理中丸。若去干姜，则不能成为理中丸。

（二）君药确立的依据

君药针对主病或主证而设，且起主要治疗作用。前者是大前提，后者是小前提。虽为主病或主症而设，若非起主要治疗作用，仍不能确定其为君药。如麻黄汤中之桂枝，大承气汤中之芒硝。反之，既为主病或主症而设，且起主要治疗作用的药物就不能拒之于君药之外。如大柴胡汤，用治少阳、阳明合病，柴胡为少阳经药而非阳明经药，单以柴胡为君，只能解少阳之邪，而解不了阳明之急，唯少阳之柴胡、阳明之大黄合为君药，方能称其为大柴胡汤。一般来说，张仲景方剂中君药多以一味药为君药，但随着证情的变化，亦有两味药同被选为君药的，即《内经》所说："君二"之制。张仲景方剂中君药多为力大者，或分量最多者。但亦有例外，如肾气丸，方中地黄用八两，桂、附各用一两，有人便认为地黄为君药。其实，桂、附用量虽少，却正是针对主症而设，地黄用量虽多，终属滋阴之品，岂可为君药。该方为温补肾阳之代表方，主治肾阳不足之证。故肾气丸中君药非桂、附莫属，取其"少火生气"、"益火之源，以消阴翳"之义，配补阴之品者诚如张景岳所言的善补阳者，必于阴中求阳，则阳得阴助而生化无穷。

（三）君药与臣、佐、使的关系

君药与臣、佐、使构成君臣佐使理论，是方剂的组成原则。其理论最早见于《素问·至真要大论》云："主病之谓君，佐君之谓臣，应臣之谓使。"又云："君一臣二，制之小也，君二臣三佐五，制之中也；君一臣三佐九，制之大者也。"一般而言，张仲景方剂中，若病证单一，选择一味君药或一至两味合为君药，组成单方或小方即可，无须君臣佐使配制。如小半夏汤、桂枝甘草汤、芍药甘草汤等，不胜枚举。但若病情复杂，应全面考虑，君臣佐使，严谨配伍。如乌梅丸、麻黄升麻汤、鳖甲煎丸、当归四逆汤等，方以配伍严谨、疗效显著、用药得体而为特点。

　　臣药的配制，一是取其直接辅助君药加强治疗作用，一是取其通过对兼症或兼病的治疗，间接加强君药的整体治疗效果。佐药的配制有三：一曰佐助，二曰佐制，三曰反佐。佐助者，通过对主、兼症以外的其他症状的治疗，加强君药的治疗作用，便整个方剂照顾全面、结构合理，如当归四逆加吴茱萸生姜汤，方中吴茱萸、生姜针对久寒，即为佐助当归君药发挥作用；佐制者，因方中君药含有毒性或药性峻烈，即宜选用能消除或缓解君药毒性或峻烈之性的药物，此以为制约，如十枣汤中佐制红枣即是；反佐者，因病重邪甚，用君药"正治"可能出现拒药反应，须选择与君药性味相反而且又能在治疗中起相成作用的药物构成反佐之师，如白通加猪胆汁汤之用猪胆汁即构成反佐。使药之制，包括引经和调和两个方面，君药的作用不能达到疾病之所在病位，往往徒劳而无功，引经药，"引经报使"，引导君药等直达病所，以建其功，如桂枝加葛根汤或葛根汤中之葛根就有引经直达病所之作用。然而，大多方剂在选择君药时，往往考虑都是选择些兼有"引经"作用的药物作为君药，此时便不须再用引经之使药，上述葛根汤之用葛根即属此例，以免画蛇添足。调和者，因君臣之品性味不投或作用多途，用调和之品，和其不和，共同发挥作用，仲景方中甘草之用即大多属调和之意也。

　　总之，君药是方剂的主体。有其方，必有其君。没有君药的方剂是不存在的。同时根据病证的复杂程度，又当有选择地酌情配伍些臣、佐、使之品，以全其功，这是仲景方剂的配制原则。研究张仲景方剂，必须深谙这些道理。

52 张仲景方剂中活用佐药之探析

每一首方剂的组成，固然必须根据病情，在辨证立法的基础上选择合适的药物，但配伍组成方面，还须遵循严格的原则。明代柯伯斋说："大抵药之治病，各有所主。主治者，君也。辅治者，臣也。与君药相反而相助者，佐也。引经及治病之药至病所者，使也。"可知，佐药虽然不是针对病机进行治疗的要药，却往往能在方中起到重要的作用。遵循于此，以下试就对张仲景在《伤寒杂病论》方剂中所用佐药探讨于下，以供后学者参考。

（一）方剂中配伍佐药的作用

一般来说，佐助药主要是配合君、臣药以加强治疗作用，或直接治疗次要症状的药物。但是，由于某些疾病在其演变过程中，可能因其固有矛盾的特殊性而导致常规的组方用药不能达到预期目的，因此组方用药就必须配伍峻烈或具有毒性的药物。如此用药虽有一定的毒副作用，在某些情况下，非用峻药或有毒药，不能起到疗效。为了避免药物在发挥作用的同时出现毒副作用，特设佐药，以增强方药功效而不出现毒副作用，达到补偏救弊的目的。

（二）补泻方中用佐药

所谓补泻方中用佐药，是指病无虚体而用补药，病无实邪而用泻药。

1. 泻方中佐补药

如大黄甘遂汤主治妇人胞中血与水瘀结证，病以少腹满痛而膨大如敦状，小便难而少，口不渴，或产后瘀血不去、恶露不尽、舌紫暗、苔滑、脉沉涩等为主要特征。病机是实邪，即血与水相搏而结于胞中，其治当化瘀利水，但在方药配伍中都用补血之阿胶，阿胶之用，非在补血，而在监制大黄、甘遂之峻性、烈性，使峻药攻逐邪气而不伤阴血；又如十枣汤主治悬饮，病以咳唾引胸胁痛、咳逆气喘、不得平卧、心下痞硬、头痛、苔薄白、脉沉弦为证治要点。水饮实邪相搏在胸胁，其治当攻逐水饮，但方药组成却以补药大枣命名，并且用量大于主治药物剂量，大枣于方中所起作用并非在补益正气，而是使大戟等峻药缓用，峻而不猛，且能攻邪。

2. 补方中佐泻药

例如，肾气丸主治阴阳两虚之腹痛、脚气、痰饮、消渴、转胞等证。病为阴阳两虚，患者没有水气内盛之证机，可方中却配伍泽泻，泽泻之用主要是针对干地黄而设，而非针对病证而设，因干地黄用量较大，于方中在发挥滋补肾阴作用的同时，又有壅滞肾气之弊，不利于肾阴恢复，以泽泻配伍干地黄，则滋补而不腻，使肾阴得复而浊气得降。又如，胶艾汤主治：妇人冲任虚弱，久不受孕；冲任不固，胎动不安；冲任不摄，经水过多；半产后下血不绝，病以漏下不止。治当补血止血，方中配伍之川芎，既非补血药也非止血药，而是血中之气药，功主行血，因方中补药、止血药有壅滞血脉之弊，用川芎使全方养血止血而不留瘀。

（三）寒热方中用佐药

所谓寒热方中用佐药，是指病证中没有热证而用寒药，没有寒证而用热药。

1. 治阳虚方中佐以寒药

如黄土汤主治脾阳虚失血证，病以便血（先便后血，血色紫暗）、面色萎黄、四肢不温、肢体困倦、食少，或心悸、脉细弱为证治要点。病为阳虚失血，治当温阳止血，但若尽用温热之品，则热易伤及脉络，引起新的出血证。因此，方中用黄芩佐附子等温热之品，使温阳而不化热，并能达到止血的作用。又如白通加猪胆汁汤主治少阴阳虚、阴盛戴阳服药格拒证。病为阳气大虚，阴寒大盛，方中用大寒之猪胆汁贵在制约温热药与阴寒相格拒，使阳热药物能够入于阴寒之中以发挥治疗作用。

2. 治热证方中佐热药

如竹叶石膏汤主治胃热津气两伤证，病以气逆欲吐、心烦、形体消瘦、舌红、脉数等为特点。其治当清热益气，生津和胃。方中却用苦温降泻之半夏，盖取其开胃行津、调畅气机之意，监制寒凉滋腻之品，俾寒而不凝滋，滋而不腻，并有降逆之用。又如大承气汤主治阳明大肠热结证，病以不大便、腹满痛而拒按、潮热、手足濈然汗出、谵语等为要点。患者邪热亢盛，可方中却用苦温之厚朴，其用量较大，取其温通以制约苦寒诸药，从而使寒下而不寒凝，达到治疗的目的。

（四）散收方中用佐药

所谓散收方中用佐药，是指病无邪留而用宣散，病无耗散而用收敛。

1. 疏散方中佐敛药

如四逆散主治肝气郁滞证，病以四逆，或悸，或小便不利，或腹中痛等为证治要点，其治当疏肝理气散郁，可方中却配伍酸敛之芍药，此因方中柴胡、枳实合用，疏散作用明显增强，用之多伤正耗气，故伍以芍药以监制，以达到疏散气机而不耗散正气的目的。又如小青龙汤主治寒饮郁肺证，病以咳嗽、痰质多清稀、肢体浮肿等为证候要点。病为水饮水气，可方中却伍以酸收敛阴之五味子，此因方中麻黄、桂枝、半夏、干姜、细辛均为辛散之品，其宣散作用甚为明显，在祛邪利饮化痰之时须防耗散肺气，故用五味子为佳，辛散祛邪，利饮化痰而不戕伐肺气。

2. 收敛方中佐散药

如柏叶汤主治失血证，病以吐血、衄血等为主要证候特点，方中用柏叶、艾叶以止血，是为了避免止血药留瘀，故伍以干姜之辛散，使收敛止血而不留瘀。又如桂枝甘草龙骨牡蛎汤主治心阳虚烦躁证，病以心悸、烦躁或失眠等为主要特征，其治补益心阳，潜镇安神，使神明内守，方中主要用桂枝之辛行散以制龙骨、牡蛎之敛用，使收敛固涩潜镇不致太过。

（五）升降方中用佐药

所谓升降方中用佐药，是指患者用降泻太过却用降药，患者因浊气上逆却用升药。

1. 降逆方中佐升药

如三物白散主治胸中寒实痰饮证，病以胸痛、气逆为主要特征。其治当温逐寒饮，导邪下趋，而方中却伍以清轻上浮之桔梗，此因方中巴豆作用峻猛，直趋于下，难以逗留胸中攻逐寒饮，因此用桔梗佐巴豆，使在上之寒饮从下而去。

2. 升治方中佐降药

如瓜蒂散主治胸中痰实证，病以胸中痞硬、气多上冲咽喉不得息为审证要点；其治当涌吐胸中痰实，治宜瓜蒂散，方中用赤小豆味酸而降，佐制瓜蒂、香豉，使涌吐痰涎、宿食、毒物而不太过。《伤寒来苏集》曰："瓜蒂……能提胃中之气，除胸中实邪，为吐剂中第一品药，故必用谷气以和之，赤小豆酸下行而止吐……制其太过也。"

53　张仲景方剂中使药探析

　　药有个性之特长，方有合群之妙用。组成一个方剂，不是把药物进行简单的堆砌，也不是单纯将药效相加而是根据病情的需要，在临证立法的基础上，按照一定的组织原则，选择适当的药物组合而成。这种组方原则，前人称为"君、臣、佐、使"。这种组方原则，在组成方剂时，既有明确的分工，又有紧密的配合，因此能够发挥应有的治疗效果。确切来说，一个疗效确实的方剂，必须是针对性强，组织严谨，方义明确，重点突出，体现多而不杂、少而精要等特点。张仲景所制方剂，之所以被后世尊称为"经方"、"名方"、"祖方"等，正是其组方符合上述法度。后世医家对张仲景方剂君药、臣药、佐药，论述较多，而对使药在方剂中的作用分析则语焉较少，故有进一步探析之必要。

　　使药之制，包括引经和调和两个方面。使药的药力较小，用量亦轻。

　　引经药是主归疾病所在的脏腑经脉的药物。主病药物能至病所，则不必再加引经的使药。张仲景方剂中，许多方剂都用这种方式配伍。例如：葛根汤及桂枝加葛根汤主治项背强几几，主要药物葛根就有引经直达病所之作用；三承气汤治疗肠道燥实或宿食内结、壅滞化热之证，主要药物大黄就有引导诸药直攻大肠之作用；小柴胡汤主治少阳病，其主要药物柴胡本身就入肝胆两经以起疏利肝胆之用，从而引导诸药直奔少阳经脉，以发挥药效；麻黄汤中主药麻黄本身就主归肺经，所以能够起到发汗解表、宣肺止咳作用。

　　但当遇到寒实结胸，急而用巴豆等药峻泻沉寒之结、提毒排脓、驱移下浊之际，巴豆本身不归肺经，病邪位置又在上焦，此时非配伍引经报使药桔梗不可，既可载药上浮使药力作用于上，又可利肺散结去痰有助于水饮泻下，如三物白散就是如此配方，其他如大陷胸丸治疗热实结胸偏于上，其方中用杏仁，即属于引经报使作用。又如五苓散治疗膀胱蓄水证，水蓄于下，膀胱气化不利，水道失调，津液不能四布，胃气因而失和，产生系列气化失调症状，方中用泽泻、猪苓、茯苓、白术诸药皆针对水液而治，重拳出击，局面虽能暂时控制，但不够活泼，特别是离"阴阳自和"最高目标要求尚有一定距离，此时方中加一味桂枝，通阳化气、引药四行，药力四射，那么水道失司的病理局面一下就打开了，整个方剂利水又化气，通阳又布津，机体各脏腑器官组织及时得到津液濡润，整个功能活动局面就打开了，形成了水津四布、五谷并行、三焦得通、津液得下、胃津恢复、胃气调和之势，则诸证自除矣。无怪乎后世医家方有执评价五苓散组方之妙在于"凭一桂以和之"，使药之用得体，则全方俱活。

　　至于通脉四逆汤中面色赤者，加葱九茎，咽痛者，加桔梗一两，白通汤中用葱白四茎，两方中的葱白、桔梗用量都很轻，欲取其轻清上扬之性，迅速发挥其载药性或交通阴阳格拒之局面的画龙点睛作用，以显使药在方中起重要作用之地位。

　　诸如在张仲景方剂中，既能针对性治疗主症的药物又能兼引经报使作用的药物有很多，如治疗少阴咽痛的桔梗汤中的桔梗，治疗咽部破溃及发炎的苦酒汤、半夏散及汤中的半夏，治疗心中烦不得呕的黄连阿胶汤中的黄连及治血痹用的黄芪桂枝五物汤中的桂枝……兹就不一一分析，留待读者去细细玩味，深谙使药之道吧！

值得强调的是，我们在分析张仲景方剂中使药的用药之道时，得知中药引经之药在于引诸药直达病所，但在临证组方时，最佳使药之选，则是既能引诸药达到病所又能直接发挥调节有病之脏腑功能活动失调作用的药物。

以上探讨了使药的第一个作用，使药的第二个作用即调和诸药作用，调和诸药在张仲景方剂中及后世衍方组方中，有一个固定模式，那就是方剂末尾加"炙甘草"或"生姜、大枣"。甘草因味甘而得名，号称"国老"，张仲景《伤寒杂病论》所载374首方剂中，配伍甘草者达250首，占载方总数的三分之二以上。

在后世中医配方中，应用甘草者，亦占绝大多数，足见甘草调和诸药在临床中所占的地位。至于生姜、大枣配伍的方剂中，则有108首，占总方的三分之一还多，可见张仲景对生姜、大枣的重视。《神农本草经》称生姜"温中，久服去臭气，通神明"，大枣"安中养脾，助十二经，平胃气，通九窍，和百药，久服轻身长年"。证明姜、枣同用为使，能调和脾胃之气，脾胃为后天之本，代表人身之正气，胃气一旦平和，一则助诸药充分发挥药效，调整人体脏腑阴阳功能之偏盛或偏衰，二则加强自身脏腑阴阳功能的修复作用，促使阴阳自和，则诸病自愈。

54　张仲景方剂中对症药物的应用探析

中药有各种功效，某些药物能够针对性地消除或缓解某种症状，即称对症药物。徐灵胎《神农本草经百种录》说："凡药性有专长，此在可解不可解之间，虽圣人亦必试验而后知之。如菟丝之去面皯，亦其一端也，以其辛散耶，则辛散之药甚多，以其滑泽耶，则滑泽之药亦甚多，何以他药皆不能去而独菟丝能之，盖物之推测而知，其深藏于性理中者，不可以常理中求也。"因此，研究张仲景方剂中对症药物的应用，有助于提高临床疗效。

（一）张仲景方剂中对症药物的应用

1. 麻黄治咳喘

麻黄治咳喘见于治风寒咳喘的麻黄汤、治肺热咳喘的麻杏石甘汤、治寒饮咳喘的小青龙汤、治饮邪挟热咳喘的厚朴麻黄汤、治寒饮迫肺咳喘的射干麻黄汤等方中。

2. 大黄通便

大黄通便见于各种通下方中，如大、小承气汤用于阳明腑实证，麻子仁丸治疗津枯便秘。

3. 半夏止呕

半夏止呕见于治疗少阳呕吐的小柴胡汤、治蓄饮而呕的小半夏汤及小半夏加茯苓汤、治妊娠呕吐的干姜人参半夏丸、治干呕下利的黄芩加半夏生姜汤等方中。

4. 乌头止痛

乌头止痛见于治寒疝腹痛的大乌头煎、治风寒历节疼痛的乌头汤、治胸痹心痛的乌头赤石脂丸、治寒厥疼痛的赤丸等方中。

5. 五味子治咳喘

五味子治咳喘见于小青龙汤、桂苓五味甘草汤、射干麻黄汤等方中。

6. 白头翁治疗热痢

白头翁治疗热痢见于白头翁汤、白头翁加甘草阿胶汤等止痢方中。

7. 杏仁平喘

杏仁平喘见于麻黄汤、桂枝加厚朴杏子汤、麻杏石甘汤等平喘方中。

8. 葶苈治肺痈

葶苈治肺痈见于千金葶苈汤中。

9. 茵陈退黄疸

茵陈退黄疸见于茵陈蒿汤利水泻湿治黄疸中。

10. 瓜蒌治胸痹

瓜蒌治胸痹见于瓜蒌薤白白酒汤等方中。

11. 瓜蒌根止渴

瓜蒌根止渴见于瓜蒌桂枝汤、柴胡去半夏加瓜蒌汤、瓜蒌瞿麦丸等方中。

12. 射干止痰鸣咳喘

射干止痰鸣咳喘见于射干麻黄汤治"咳逆上气，喉中水鸡声"方中。

13. 蛇床子为阴部外洗要药

蛇床子为阴部外洗要药，见于治阴部瘙痒的蛇床子散方中。

14. 葛根治疗项背强几几

葛根治疗项背强几几见于桂枝加葛根汤、葛根汤等方中。

15. 蜀漆治疟疾

蜀漆治疟疾见于治疟疾的蜀漆散、牡蛎汤等方中。

16. 酸枣仁治失眠

酸枣仁治失眠见于治失眠的酸枣仁汤方中。

17. 芍药治挛急

芍药治挛急见于芍药甘草汤方中。

（二）对症药物在方剂中的意义

对症药物具有消除患者症状的实际功效，因而是方剂中不可或缺、不容忽视的一个组成部分。

对症药物可以是辨证用药的补充，病因为本，症状为标，对症药物是方剂"标本同治"的治标药物，是组方中治疗兼症之佐药。特殊情况下，对症药物在方剂中更为重要。症状急重时逐水、泻下、止痛、止血、退热等对症药物可能首选为君药投之，取"急则治标"之意。

研究对症药物在方剂中的应用，更有利于专病专药，促进中西医结合，提高中医临床疗效。

（三）对症药物在方剂中的使用原则

对症药物，既不能囊括中药其他功效，更不能包治百病。其使用有一定时期，应用有一定原则，即不能与中医理论相悖，必须以整体观念为前提，以辨证论治为指导。完整的组方原则是消除症状、对证治本、去除病因三者结合，此三者既不能相互取代，也不能以一概全。综观张仲景方剂中对症药物的使用，大抵有以下几个原则。

1. 恰当配伍

对症药物常与相应对证治本之药配伍，如小青龙汤中干姜辛味配伍。

2. 首选功兼

对症药物常选用既有对症之力又有治本之力的药物为君药，如麻黄汤中用麻黄。

3. 择善选用

对症药物亦有寒热温凉、升降浮沉之分，当区别选用，如白头翁汤中用性寒之白头翁治热痢。

4. 扬长避短

某些对症药物适用于临床治疗某症，但其寒热之性与病证本质矛盾，则可借他药之性制之，取其所需，去其所虑，如麻杏石甘汤中麻黄与石膏为伍，即为去性取用。

55 张仲景方剂中一药多用法研究

一药多用是张仲景方剂中用药的一大特色。据笔者初步统计,《伤寒杂病论》实际载方 260 首用药 174 味。其中仅 71 味药出现过 1 次,其余均在 2 次以上,有的甚至多至六七十次,有一味药竟达 124 次之多。那么,一药多用的方法有哪些呢?

(一) 配伍法

灵活配伍,以适应多种证候,是一药多用的最基本的方法。这里有两种形式。一种是一组药物,由于配用不同的药物,便适用于不同病证。举例如图 1。

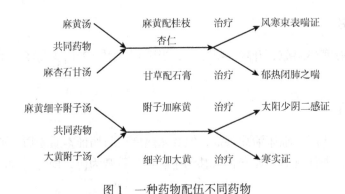

图 1 一种药物配伍不同药物

更多的是另一种形式,即同味药物配伍不同的药物,就可适用于不同的病证,下面以桂枝为例加以证明,见表 1。

表 1 桂枝配伍不同药物组成的方剂及其治疗病证

配伍药物	方剂	病证
麻黄	麻黄汤	太阳伤寒表实证
白芍	桂枝汤	太阳中风表虚证
瓜蒌	瓜蒌桂枝汤	柔痉证
桃仁	桃核承气汤 桂枝茯苓丸	瘀血证
泽漆	泽漆汤	咳喘证
茯苓	苓桂术甘汤	水气
生姜	茯苓甘草汤	水饮
防己	木防己汤	支饮

续表

配伍药物	方剂	病证
麻黄、附子、细辛	桂枝去芍加麻黄附子细辛汤	气分病
附子	桂枝附子汤 甘草附子汤	风湿
当归	当归四逆汤	寒厥
饴糖	小建中汤	虚劳病
黄芪	桂枝加黄芪汤	黄汗

张仲景方剂中共用桂枝 79 次,治疗病证涉及外感、内伤及诸多杂证,对气血阴阳及脏腑失调等引起的病证广泛用之取得了不同的疗效。桂枝的作用能如此广泛,主要就是采用不同的配伍方法而取得的。

(二)增减药物剂量法

改变药物的剂量,可以使药物的适应证为之一变,这是一种很高的技巧,非熟谙药物者不能为之。仲景运用这种手段已达到炉火纯青的程度,现举典型例子如图 2。

桂枝汤──→桂枝、芍药桂枝三两 调和营卫,解肌祛风──→太阳中风表虚证

桂枝加桂汤均由生姜、大枣桂枝五两 温通心阳,平冲降逆──→奔豚证

桂枝加芍药汤──→炙甘草──→芍药六两 温阳益脾,活血通络──→太阴腹痛证

图 2 增减药物剂量法的配伍

另外,还有小承气汤、厚朴三物汤、厚朴大黄汤及桂枝去芍药加附子汤、桂枝附子汤二方。小承气汤用于阳明腑实轻证,厚朴大黄汤用于气闭证,厚朴三物汤则用于支饮证。此三方均由厚朴、大黄、枳实三味药物组成。只因用量不同,而分别适用于三种病证。桂枝去芍药加附子汤与桂枝附子汤二方均由桂枝、附子、生姜、大枣、甘草五味药组成,但用量不同,前者适用于太阳病误下损伤心肾之阳而见胸满、脉微、恶寒证,后者则适用于风湿痹证。

(三)异病同治法

一些病证不同,但病机相同,治病求本,故可用相同的药物治疗,这也是仲景方剂一药多用的方法之一。举例如图 3。

理中丸 ──→脾胃虚寒──→太阴虚寒病、胸痹、霍乱病

吴茱萸汤──→肝胃虚寒──→阳明胃寒"食谷欲呕证"

少阴病"吐利、手足厥冷证"

厥阴病"干呕、吐涎沫、头痛证"

图 3 异病同治法的配伍

（四）改变煎法

改变煎法，能够改变药物性能与功效，可用于不同病证。如大黄黄连泻心汤与泻心汤，二方用药完全相同，但因煎法不同而用于不同病证。前者以麻沸汤渍之，绞去滓，分温再服，取其味薄则通，以通达胃热气滞之塞；后者煎煮而顿服，取其味厚则泻，以泻热引血下行故可适用于吐血、衄血之证。这是因煎法不同而作用差异的代表。又如大黄一药，其煎法不同，所治病证各异：大承气汤，后下，取其性锐以治下，治疗阳明腑实；大陷胸汤，先煮，取其气缓以治上，治疗结胸痰饮；大黄黄连泻心汤，浸渍，取其气凉清热，治疗胃热气滞痞。

（五）改变服法

同一方剂药物，改变服法，可以适用于不同轻重程度的同一种病证。如桂枝汤后明言："若一服汗出差者，停后服，不必尽剂；若不汗更服依前法。又不汗，后服小促其间，半日许令三服尽。若病重者，一日一夜服，周时观之。服一剂尽，病症尤在者，更作服；若汗不出，及服至二三剂。"这里依据病情的轻重程度，提出三种服法：①一剂分三次服，一日一剂；②缩短服药时间，半日服完一剂；③病重者，一日可连服二至三剂。

（六）改变炮制法

对药物进行不同的炮制，可适用于不同病证。如附子在张仲景方剂中有生用与炮用二法。生者用急救回阳，如四逆汤类方；而温经散寒则用炮附子。还有甘草，仲景取其解毒时，则用生甘草，如甘草汤、桔梗汤；在取其益气时，则用炙甘草，如栀子甘草豉汤等。还比如大黄，用于攻下阳明热实之证时用酒法，以便通利；在治疗大结胸时，则变用大黄久煎，以缓其行。

（七）改变剂型法

同一种药物改变剂型，可适用于不同病证。如矾石制成散剂服用，可退黄，如硝石矾石散；矾石煎汤外洗，可治脚气冲心，如矾石汤；矾石丸制，如矾石纳脏中可治白带。硝石用于黄疸可制汤散内服，如大黄硝石汤及硝石矾石散，可求通功；用于软坚散结，则需丸制，可缓中求功。再比如抵当汤与抵当丸，理中汤与理中丸，此二方用药完全相同，汤者荡也，可用于重急证；丸者缓也，可用于证情较缓者。

56 张仲景运用五味化合理论配方探析

五味即酸、苦、甘、辛、咸五种味。五味基本作用最早见于《内经》，而将其化合配伍，精妙独到地运用于临床配方，当首推张仲景。现不揣浅陋，探析于下。

（一）五味的作用

《素问·脏气法时论》曰："辛散、酸收、甘缓、苦坚、咸软……辛酸甘苦咸，各有所利，或散或收，或缓或急，或坚或软。"将五味的作用做了基本概括，现综合历代用药经验，将其作用论述如下。

辛：有发散、行气、行血作用。一般治疗表证的药物，如麻黄、桂枝，或治疗气血阻滞的药物，如干姜、枳实等，都具有辛味。

甘：有补益、和中、缓急等作用，如党参、地黄、饴糖、甘草、大枣等药物皆有甘味，多质润而擅治虚证。

酸：有收敛、固涩作用，如白芍、五味子、山萸肉等皆有敛营和阴之能。

苦：有泄燥及坚阴的作用，如通泄之大黄，降泄之杏仁，清泄之栀子，燥湿之黄连等皆有苦味。

咸：有软坚散结、泻下作用，如龙骨、牡蛎、芒硝含有咸味，能软坚散结，泻下通利。

除以上药物五味外，其实有些药物还具有淡味及涩味，实际上不止以上五种，像淡味药就有渗湿、利尿作用，多用于治疗水肿及小便不利等证，如茯苓、猪苓、泽泻是也。

（二）五味化合理论在《伤寒杂病论》配方中的运用

《素问·至真要大论》说："辛甘发散为阳，酸苦涌泄为阴，咸味涌泄为阴，淡味渗泄为阳。"张仲景正是依据这一理论精要，选用不同的五味化合配伍，相互辅助，相互制约，来共同发挥治病效果的。

1. 辛甘发散

辛能散能行，甘能缓，能补。将辛味药物与甘味药物合而用之，就能起到相互辅助，使通阳之效果倍增的作用。被誉"群方之冠"的《伤寒论》第一方——桂枝汤，就是以桂枝之辛配甘草之甘，辛甘合化通阳，鼓舞卫气，使被遏之卫气得以宣通，营卫得以调和，表邪得以解除的。

2. 甘淡利湿

甘能入脾以健脾土，淡能渗泄利水，甘淡相伍，能使脾胃健运，水湿从小便中利去，而达到祛邪安正的目的。仲景制苓桂术甘汤、五苓散等名方，以及茯苓甘草汤、苓桂剂群都是以茯苓、猪苓、泽泻配伍，甘淡渗湿，畅利通道，同时以白术、桂枝、甘草等甘能健脾、通阳，合而化之，共奏化气利水之功。

3. 辛开苦降

辛味药物与苦味药物配伍，辛苦合化，相辅相成，其配方机制及临床运用详见本书《张仲景运用苦辛药物配方研究》一文。

4. 辛散酸收

张仲景将桂枝与白芍，细辛、干姜与五味子合用，分别组成名方桂枝汤、小青龙汤，就是辛酸合化理论的典型配方。桂枝与白芍，一辛一酸，一表一里，一营一卫，使散中有收，营卫调和；干姜、细辛散水饮，五味子酸敛肺气，一攻一补，一祛一扶，两者同用，起到了温肺化饮又防耗散肺气的作用，足见辛散酸收、辛酸合化之药并用于一方中的显著疗效。

5. 甘补苦泻

张仲景组方用药，特别注重顾护脾胃之正气及人体之津液。其所制调胃承气汤、白虎汤、黄芩汤、十枣汤、葛根芩连汤等方中，均将甘味补益之品巧妙配制于量大攻泻的苦寒药之中，寓补于泻，既祛邪，又扶正。如十枣汤、葶苈大枣泻肺汤，方中大戟、芫花、甘遂、葶苈子均属苦泄逐水之药，极易损伤脾胃之气，故而选用味甘、能补脾胃顾护正气与阴津的大枣相配，避免了峻猛泻下而伤正的弊端，说明了苦甘合化理论的正确性。

6. 酸苦涌泄

对于痰阻胸膈及胃脘宿食重证，其病在上焦，则非采用味苦之瓜蒂涌吐不可，然又恐苦味瓜蒂涌吐痰涎宿食毒物之性峻猛易伤正气，故张仲景又选用赤小豆味酸而降，与味苦之瓜蒂相伍，能起到使邪因涌吐而去则正气不伤、吐势自平之效果。所以张仲景所制涌吐重剂瓜蒂散配伍精妙之处就在于酸苦合化，以防伤正气。

7. 酸甘化阴

酸收甘缓，酸甘化合，能复阴液，畅通筋脉，缓解疼痛。如张仲景制芍药甘草汤治疗筋脉挛急、疼痛不畅等症，就是选用芍药之酸与甘草之甘相合，以达到酸甘化阴、滋阴舒筋的目的。

总之，五味化合，变化多端，其他如咸苦软坚、辛咸通利等在张仲景方中配伍均有妙招，只要后学者认真掌握张仲景运用五味化合理论指导临床配方的真谛，准确地根据药物相辅相成、相克相制之辨证规律，即可化难为易，执简驭繁。

57　张仲景运用五行生克规律在方剂学中的具体运用

祖国医学以五行学说为指导思想，将人体看作是一个各个部分互相联系、互相制约的统一整体。依赖这种内在的有机联系，使脏腑器官之间在正常生理情况下维持着协调平衡的状态；在病理状况下，这种平衡协调关系受到了破坏，随着彼此在五行间的乘侮的发展，在一定条件下，某一脏腑病变，就会牵连影响到另一脏腑而发生克害现象。所以张仲景《金匮要略》指出："见肝之病，知肝传脾，当先实脾。"其就是根据木旺克土的原理而来。

因此，根据五行生克、脏腑相关这一原理，在治疗某脏腑疾病时，必须从整体观出发，将有关脏腑综合起来，辨证施治。张仲景许多著名方剂的配伍组成中，均充分体现了这一精神。

（一）根据五行相生规律组方选药

1. 益木助火法

肝木为生火之源，若肝阴不足，就会导致营血亏损，血虚则心失所养，心神失宁而致虚烦不得眠。如酸枣仁汤中重用酸枣仁滋养肝阴，就是在补肝阴，即所以养心之理。

2. 益火生土法

根据火（命门之火）生土的原理，凡属命门火衰，火不生土以致脾阳不振者，均可用之。如《伤寒论》277条谓："自利不渴者，属太阴，以其脏有寒故也。当温之，宜服四逆辈。"指出脾阳虚而清气不升的下利及水谷不化等，可以用四逆汤以补火生土，通过补命门之火而达到健脾止泻的目的。

3. 培土生金法

如虚劳病后期见有脾土虚弱而不能以滋润的药物补肺时，可据土生金原理，予培土生金法治疗。如治疗"虚劳诸不足，风气百疾"，是指人体气血阴阳诸不足，肺气虚弱，容易受外邪侵袭成病者，所以本证主用怀山药专理脾胃，配合以人参、白术、茯苓、干姜、大枣、黄豆卷、甘草、神曲等益气健脾土之品，达到培脾土以生肺金的目的，从而使身体强健，不受外邪侵袭。

4. 养金生水法

根据金生水原理，肺金受损就要影响肾水之源，所以张仲景制百合地黄汤、麦门冬汤（治疗肺肾阴虚，阳气浮越，内生郁热证）时常用百合、麦门冬等，均含有养金生水之意。

5. 滋水涵木法

滋水涵木法用于水不涵木所致的肝阳偏亢等证，甚有效验，张仲景《金匮要略》肾气丸中去附、桂即今之六味地黄丸，能滋水涵木。

（二）根据五行相克规律组方选药

1. 抑木扶土法

根据木克土的发病机制，如对肝木过旺引起的腹痛、腹胀、水湿等症均适用之。如四逆散采用白芍抑肝木，以防克脾土太甚；真武汤中采用附子、茯苓、白术扶脾土祛水湿之时也用白芍抑肝木以防乘侮。

2. 泻火清金法

火旺克金可致肺络受损，如咳而胸满，时时吐痰腥臭之肺痈病，就是用桔梗汤、葶苈大枣泻肺汤泻火清金的。

3. 崇土制水法

对脾土衰弱不能制水而致水湿、痰饮等所致肿胀之症，喜用苓桂术甘汤、真武汤等，方中茯苓、桂枝、附子、白术等温阳健脾，使脾土健旺而水邪自退。

4. 清金制木法

若肝木太过，金不制木，木反侮金，除出现胁痛胀满之外，还会导致咳嗽加剧，郁于胸部而不行。如越婢加半夏汤、小青龙汤加石膏汤治疗肺胀之咳而上气，烦躁而喘、目如脱状等症，以及治疗"肝着，其人常欲蹈其胸上"的旋覆花汤主用旋覆花等，就是通过清泻肺金发越水气以制肝木太旺的。

5. 壮水制火法

在正常情况下，水与火处于相对平衡协调的状态，若肾水不足，就要导致相火偏亢，若阴损及阳则易致阴阳俱损，致使病症寒热错杂，虚实相挟。如仲景制肾气丸，方中熟地、山药、山萸肉等滋肾水，牡丹皮、泽泻、茯苓等泻虚火，附子、肉桂温补肾阳，均寓有壮水之主以制阳光之意。

（三）结语

　　张仲景所制许多方剂，均是根据五行生克乘侮、母病及子、子病及母等传变规律，以及"虚者补其母、实者泻其子"等理论而言，说明五行生克规律在临床论治、立法用药上具有重要意义。以唯物辩证法关于事物相互联系、相互制约的整体观点为指导，运用五行学说来归纳疾病的传统规律，并从中探求立法用药的依据，是学习张仲景方剂学理论的一个重要方面。

58　苦以坚阴与苦寒伤阴理论在《伤寒论》中的具体运用与探讨

苦味药物虽具有坚阴之功，但用之不当，亦具伤阴之弊。苦味药物是临床运用较广的一类药物，探讨其在《伤寒论》中的具体运用，对指导后学者临证配方、发挥药物的效能，避免药物的毒副作用有着非常重要的历史意义和现实意义。

（一）苦以坚阴

苦以坚阴，主要指一些苦寒药物，在治疗湿热证时，通过清热燥湿而达到保津的作用。《素问·脏气法时论》曰："肾欲坚，急食苦以坚之。"《素问·六节藏象论》曰："肾者，主蛰，封藏之本，精之处也。"肾具有封藏之功，以致肾精不易耗散，如若肾被湿热邪火所扰，则其封藏之功失司导致肾精外泄。苦寒药物，能除肾经缠绕之湿热，能清妄动之相火。湿热除，相火清，肾之封藏功能健全，则阴津内固而不致外泄。张洁古在《珍珠囊》中明确指出："苦能燥湿坚阴。"苦寒药物既能固肾阴，又可坚固肠胃之阴津。其代表方为《伤寒论》中的葛根芩连汤。方中黄芩、黄连为大苦大寒之品，其性寒能清肠胃之热，味苦能燥肠胃之湿，使肠中热清湿除，则下利自止，利止则阴坚。汪苓友在《伤寒论辨证广注》中论及《伤寒论》时认为，其坚阴是通过清热燥湿间接作用。他明确地指出："愚以肠胃邪热，阳邪亢盛则阴气自弱，芩、连虽非补药，其力能抑阳而扶阴。"陆九芝等也认为，葛根芩连汤坚肠胃止利，使阴液不致下泄。应该指出，葛根芩连汤坚阴与大承气汤急下存阴是有所区别的。首先，病机方面，前者为邪热内陷阳明，热迫津液下趋，后者为邪热内盛，阴津被邪火所灼而欲绝。其次，治则方向，二者也迥然不同，前者以清热燥湿为主，使湿除热退，肠胃阴津不致下泄，后者以通腑泻热为主，供内蕴之邪热从大肠而出，以救其欲绝之真阴。《伤寒论》中的大黄黄连泻心汤亦具有苦以坚阴之意。该方集大寒大苦药物于一方，泻三焦之火毒亢盛，使阴津不被邪毒火热灼伤。《删补名医方论》论及此方时指出："盖阳盛而阴衰，火盛则水衰，故用大苦大寒之药，抑阳而扶阴，泻其亢盛之火，而救其欲绝之水也。"综上所述，芩、连属苦寒药物，其药物本身并无养阴之功。所谓坚阴，是通过清泻邪毒火热，使阴津不受邪火所灼、湿热所困，即"扶阴抑阳"之意。然而，另一类苦寒药物，其本身则是有养阴之功，如知母这类药物，见于白虎汤、竹叶石膏汤治疗阳明高热或气阴两伤之证。李时珍在《本草纲目》中指出："知母，辛苦寒凉，下则润燥而滋阴，上则清肺经而泻火。"由此可知，知母本身具养阴清热之功。这是苦以坚阴的又一种形式。如果说芩连之属坚阴是通过清热泻火燥湿来实现的，那么另一类药物则是通过健脾助中焦生化以增加阴津生成来实现的。

　　总之，张仲景《伤寒论》中用苦寒药物除一部分药物具有养阴之功外，绝大多数药物的坚阴为间接作用，或是清热泻火燥湿的保津，或是健脾助中焦之生化以生津。因此，所谓"坚阴"，其实并不等于养阴。

（二）苦寒伤阴

　　苦寒之品具有伤阴之弊，这是医家在长期的医疗实践中总结出来的用药经验。《伤寒论》中少阴热化证的代表方黄连阿胶汤的配伍说明了这一点（即苦寒之品有伤阴之弊）。该方是仲景为肾阴虚、心火旺、心肾不交、水火不济之证而设，其配伍特点：以芩、连等苦寒药物并融阿胶、鸡子黄，除填补肾精之不足、交通心肾外，还可刚柔相济，抑制芩、连苦寒伤阴之弊，使整个方剂苦燥而不伤阴，滋阴而不碍邪。当然，也有个别部分医家囿于当时医学条件，对苦寒伤阴这一认识不足，引起种种流弊，因此，温病大师吴鞠通在总结前人经验时认为，恣用苦寒之品，不劫胃阴，必伤肾精。他在《温病条辨》中指出："吾见温病姿用苦寒，津液干涸，不救者甚多。"综上所述，苦寒药物具有伤阴之弊无可非议。因此，临床应用时应与滋阴之品相伍，使之清热化阴，无燥化之弊。

　　药物的五味，其味苦者性燥，故药能燥湿，对有湿盛之体具有明显的治疗作用，但在生理状态下或无湿邪存在的疾病中，苦味药物只能燥化体内津液，谓苦燥伤阴。苦寒药物，味苦则伤阴，性寒并伤阳，中阳不振，脾失健运，则津液无所生。因此，李时珍在论述苦寒药物伤阴时指出："降令太过脾胃受伤，中阳暗伤，精气不暖，致生他病。"因此，苦寒之品之伤阴有二：一为药燥耗伤体内津液，二为损伤中阳。故临床用药切忌妄投。邪热炽盛、阴伤津枯之证或中阳不振、脾胃虚弱之体，失于权衡阴阳而妄投苦寒之品，则危证接踵而至，尤时值秋燥之令，则苦寒之品更应慎用，以免引起医疗纠纷。

59 张仲景运用《内经》卫气开阖论组建方剂的探讨

卫气开阖论，现代中医运用甚少，更谈不上组方遣药指导临床，因此深有必要探讨、挖掘。要了解医圣张仲景是怎样成功地运用卫气开阖论组建方剂的，则必须从《内经》说起。

（一）关于卫气开阖的理论，《内经》中论述甚详

《灵枢·大惑论》曰："夫卫气者，昼日常行于阳，夜行于阴。"仔细观察人体的生理状况可以发现，人的呼吸、脉息白昼快于夜晚，唾液、涕泣、小便白昼多于夜晚。这种明显昼夜节律，与经曰卫气运行的昼夜变化有着密切的关系。

《灵枢·刺节真邪》曰："人气（卫气）在外，皮肤缓，腠理开……人气（卫气）在中，皮肤致，腠理闭。"说明人形之表的腠理、玄府是卫气白天行散之处，人形之里的脏腑是卫气夜晚周行之所。《灵枢·本脏》说："卫气者，所以温分肉，充皮肤，肥腠理，司开合者也。"说明人体生理状态下，其正常温热的维持，就卫气在其中的功能而言：一则依卫气不断生化，布散而实现温煦之用；一则依卫气的开阖功能，实现阳气留蓄于肌腠与阳气发散于体外的平衡。卫气在白昼行于人体之表，不仅司玄府微启而开，也使腠理疏达，使得阳气发散多于留着，完成调节机体温凉的作用；卫气在夜晚行于人体之里，不仅使玄府微闭而合，也使腠理致密，使得阳气留蓄多于发散而保持机体的温热。

《素问·生气通天论》曰："阳（卫气）因而上，卫外者也。"则记述了腠理玄府是人体肌肤向外的门户，其"开"以外泄、发散为主要功用，其"阖"以内敛、闭拒为主要作用。卫气司守的腠理玄府之开、之阖，使人体对体外某种因素或体内某种因素，形成有选择性的由外向内而入或由内向外而出的移行过程，从而构成实现卫气抗衡外邪或驱邪外出功能的重要方式之一。

以上经文详细地说明卫气开阖可以调节人体的呼吸与脉息，调节人体功能的温凉及调节机体的抗病状态等正常生理功能。

如果卫气开阖受到外来因素或内部因素的影响，则产生如下病理状态。

阳气偏盛则卫气多阖，阳气偏衰则卫气多开。《素问·阴阳应象大论》言："阳盛则身热，腠理闭，喘粗为之俯仰，汗不出而热。"《素问·脉要精微论》言："阳气有余为身热无汗……阴阳有余而无汗而寒。"《灵枢·刺节真邪》言："阴气不足则内热，阳气有余则外热，内热相搏，热于怀炭……腠理闭塞则汗不出。"卫气为人体阳气之属，阳气偏盛多

可携夹卫气。上述经文中所言阳气偏盛之证，其表现有发热、无汗、喘粗等诸证，这当中的"汗不出"、"无汗"正是腠理闭塞、卫气闭阖的直接反映。"喘粗为之俯仰"正是闭阖腠理玄腑致使肺气宣降不利的直接反映。

《灵枢·刺节真邪》言："其卫气去，形独居，肌肉减，皮肤纵，腠理开。"《素问·脉要精微论》言："阴气有余为多汗身寒。"阳气虚衰，常会畏寒与汗出的症状相伴出现，这正是阳气偏衰累及卫气，腠理疏松、玄府开而不合的外在表现。因此，卫气开阖功能作用下的汗出，能在一定程度上反映人体阳气盛衰的状态，说明了阳气盛衰与卫气开阖之间存在着密切的内在联系。

至于外邪侵袭影响卫气的开阖功能，一般来说，风、火、暑邪令卫气开，寒邪令卫气阖。卫气司开阖的状态与外邪所迫密切相关，最易影响卫气开阖功能的外邪有风、寒、火、暑四种邪气。风、暑、火为阳邪，袭人则卫气易开；寒为阴邪，侵人则卫气闭。风性开泄，袭人则多汗；火性炎热，迫津外泄而汗；暑性升散，开泄腠理为汗；寒性收引，闭塞腠理卫气无汗等。

上述诸种邪气侵袭人体，无论是表现为有汗还是无汗，都是"虚邪之中人也，洒淅动形，起毫毛而发腠理"（《灵枢·刺节真邪》），都是邪气迫于卫气，导致卫气司开阖功能状态发生了改变。其有汗者，多为邪气"搏于皮肤之间，其气外发，腠理开，毫毛起"（《灵枢·刺节真邪》）；其无汗者，多为"使人毫毛毕直，皮肤闭而为热"（《素问·玉机真脏论》）。因此，风、火、暑侵袭人体易形成卫气开，出现"风以外入，令人振寒，汗出头痛"（《素问·骨空论篇》）、"灵则腠理开，荣卫通，汗大泄"（《素问·举痛论》）、"暑则皮肤缓而腠理开"（《灵枢·岁露》）的汗出或多汗；寒侵袭人体易形成卫气阖，出现"寒则皮肤急而腠理闭"（《灵枢·岁露》）、"天寒则腠理闭"（《灵枢·五癃津液别》）的无汗。

以上经文详细地论述了卫气开阖失司的主要病理表现，主要有三个方面，现归纳如下。

1. 汗出状态异常

汗出的生理或病理反应虽然是一个与卫气功能相关的复杂过程，但汗液的外泄必定要通过玄府、腠理来完成，因而卫气的开合、腠理的疏密、玄府的启闭会直接影响到汗出的状况。卫气开、腠理疏，玄府启则多汗，或自汗。卫气合、腠理密，玄府闭则无汗。

2. 寒热现象异常

卫气开则寒、卫气闭则热。卫气的运行、发散均以腠理为气道，以玄府为门户。《灵枢·营卫生会》说"其肌肉滑，气道通，荣卫之行，不失其常"，卫气得以散行。若卫气运行道路不畅，或循行节律失常，可导致卫气开阖功能的紊乱，一方面出现腠理闭塞，玄府不通，卫气不得泄越的发热；另一方面出现腠理疏松，玄府开泄的恶寒或畏寒。

3. 防病抗病状况异常

腠理玄府，是人体直接对外的门户，卫气通过控制其开阖的功能，一方面抵制外邪的进入，另一方面完成邪气的驱除，因而卫气开阖功能异常可使肌体处于易感外邪或驱邪不利的状态。

（二）张仲景《伤寒论》创桂枝汤、麻黄汤等系列方剂

张仲景《伤寒论》所创桂枝汤、麻黄汤等系列方剂，是卫气开合论在临床上的具体运用，效果显著，是中医传统理论与临床实践的完美结合。《伤寒论》第 1 条谓："太阳之为病，脉浮，头项强痛而恶寒。"太阳主一身之表，功能固护于外，风寒之邪侵袭人体，则出现太阳病。张仲景将恶寒一症作为太阳病必备之症纳入太阳病提纲证中。说明其对卫阳被寒邪郁遏，不能温煦分肉之卫气开阖失司状态关注甚深。

《伤寒论》第 2 条谓："太阳病，发热，汗出，恶风，脉缓者，名为中风。"《伤寒论》第 3 条谓："太阳病，或已发热或未发热，必恶寒，体痛呕逆，脉阴阳俱紧者，名为伤寒。"《伤寒论》第 6 条谓："太阳病，发热而渴，不恶寒者，为温病，若无汗出身灼热者，名风温。"张仲景明确地指出汗出异常、寒热异常作为卫气开阖失司的重要病理反应，以区别太阳中风，或伤寒或温病的异同，此种论述与上述《内经》卫气开阖论是一脉相承的。

《伤寒论》第 12 条谓："太阳中风，阳浮而阴弱，阳浮者，热自发，阴弱者，汗自出，啬啬恶寒，淅淅恶风，翕翕发热，鼻鸣干呕者，桂枝汤主之。"《伤寒论》第 95 条谓："太阳病，发热汗出者，此为荣弱卫强，故使汗出，欲救邪风者，宜桂枝汤。"《伤寒论》第 53 条谓："病常自汗出者，此乃荣气和，荣气和者，外不谐，以卫气不共荣气和谐故尔。以荣行脉中，卫行脉外，复发其汗，荣卫和则愈，宜桂枝汤。"《伤寒论》第 54 条谓："病人脏无他病，时发热，自汗出而不愈，此卫气不和也。先其时发汗则愈，宜桂枝汤。"以上经文反复论述卫气开阖功能发生病理变化，卫气不能固外，风寒束表，卫气浮盛以抗邪引起的汗出、发热恶寒等病理改变，所以张锡纯说："卫气者，所以肥腠理，司开合，卫外而固也。今受邪风，不能卫外，故常自汗出，此为营气和而卫不和也。卫为阳，营为阴，阴阳贵平和合，今荣气和而卫气不与之和谐，故营自行于脉中，卫自行于脉外，两不相合，如夫妇之不调也。宜桂枝汤发其汗，调和营卫之气则愈。"吕震名也说："卫强故阳脉浮，营弱故阴脉弱，卫本行脉外，又得风邪相互，则其气愈外浮，阳主气，风为阳邪，阳盛则气易蒸，故阳浮者，热自发也。营本行脉内，更与卫气不谐，则其气更内弱，阴主血，汗为血液，阴弱则液易泄，故阴弱者，汗自出也。啬啬恶寒内气虚也；淅淅恶风，外体疏也；恶寒未有不恶风，恶风未有不恶寒，二者相同，所以经又互言之。翕翕发热，乃就皮毛上之形容；鼻鸣，阳邪壅也；干呕，阳气逆也。太阳中风症状之和此谛实，此证宜用此方，凡欲用仲景方先须辨证也。"所以，桂枝汤方中桂枝辛温，解表祛风，辛味可使卫气开；芍药酸寒，敛阴和营，酸味可使卫气合。《灵枢·五味论》说："辛与气俱行，故辛入而与汗俱出。"《素问·脏气法时论》言："急食辛以润之，开腠理，致津液，通气也。"因而临床中治疗卫气开阖失常为主要病理改变的表证时，无论其属寒、属热常以辛味发腠理，开玄府散邪气。因此桂枝、芍药配伍有显著调和卫气开阖失常之功能，至于方中生姜、大枣助营和卫，炙甘草调和诸药，则共奏解肌祛风、益营和卫之能，具有典型的调节卫气开阖失常之功效，开后世解表益卫方剂之先河。

至于风寒表邪甚重，束于肌表，导致卫气被遏阻，严重影响卫气开阖功能者之太阳伤寒证，张仲景则在《伤寒论》第 35 条直截了当地说："太阳病，头痛，发热，身疼腰痛，骨节疼痛，恶风，无汗而喘者，麻黄汤主之。"方中直接用麻黄、桂枝辛温散寒，解肌开

腠，单刀直入，祛除风寒表邪，以全力恢复卫气开阖功能为主要功用，由于效用显著，被后世尊称为发汗峻剂。

（三）结语

本文多用经文原注的方法概述了《内经》中有关卫气开阖的理论，分析指出了卫气开阖的生理功能具有调节人体呼吸、脉息、机体温凉变化，肌体不同抗病状态的作用，同时明确地指出张仲景成功地以卫气开阖论指导太阳中风证、太阳伤寒证的病理机制解说及名方桂枝汤、麻黄汤的创立，意义非凡，说明祖国医药底蕴深厚。

60 谈谈张仲景方剂的双向调节作用

张仲景所制许多方剂，都有双向调节作用，举例如下。

五苓散在《伤寒论》中主治太阳蓄水证的小便不利，甚或尿潴留，但现代临床也经常用于遗尿或小便失禁。

肾气丸可治疗浮肿，尿少，也可治疗夜尿，多尿。

理中汤既可治疗脾虚寒之吐利，又能治疗吐血或便血。

桂枝汤既能发汗，又能止汗；既能治疗高血压，又能治疗低血压；既能治疗便秘，又能治疗久利。

张仲景用大承气汤既治"胃中必有燥屎五六枚也"的便秘证，又用于"少阴病，下利清水，色纯青"的下利证。

是什么原因导致这些方剂具有如此复杂的双向调节作用机制，能够治疗临床上截然表现相反的病证？这个问题必须从中医脏腑的生理学和病理学讲起。

以肾与膀胱为例，肾主水，具有藏精和调节水液的作用，水液归肾，借肾气以生化，全身各组织的水分，都必须经过肾脏的气化作用，然后才能把剩余的水分排出体外，《内经》把肾作为关闸，如果关闸失利，水道不通，就会聚水成灾。膀胱是水液汇聚的地方，它的功能是贮藏水液，经过气化之后，将剩余的水分排出体外。以上是生理，若出现病理状态，肾气不足，推动无力，水液不行，则出现尿少、浮肿等症；肾气不足，开阖失司，又会出现夜尿、多尿情况，而肾气丸正是因为有滋阴益阳，合而化气以资肾气的作用。当然就能够治疗肾气不足引起的系列病证了。又如膀胱出现了病理情况，其主水功能失常，出现太过或不及的病态，则分别表现为小便不利、尿潴留或遗尿、小便失禁，而五苓散则具有纠正膀胱气化失职的功能，自然就能出现太过纠偏，不及则助的作用。用于上述诸症，则自能取效。

又如脾脏既能运化水谷，输布水谷精微到全身组织器官，又能统摄血液，不致妄行。如果脾阳虚乏，不能运化水谷或统摄血液，迫血妄行，则自然就会出现呕吐、下利或吐血、便血等症。此时采用理中汤治疗，便脾脏恢复功能，则诸症自止矣。

所以说，探讨张仲景方剂的双向调节作用，对扩大张仲景方剂的临床运用有着广泛的积极意义，把握其实质，还必须从"这些有双向调节作用的方剂能够直接作用于脏腑，具有调节脏腑生理功能及其影响气血营卫、气机升降，甚至新陈代谢的作用"谈起。

61　张仲景运用苦辛药物配方的研究

运用苦辛药物组成方剂始见于张仲景《伤寒杂病论》，代表方为黄连汤、小陷胸汤、泻心汤类方等。从药物性味来说，是寒热药的配伍及苦味与辛味的组合；从方剂来说，主要来源于泻心汤类方；从八法来说，可称为温、清、和法；细品之，亦可谓之清热法的一种变通。按照"异类相使"的配伍原则，可以达到通降的目的。现结合临床实践体会，探讨如下。

（一）苦辛药物要义分析

从张仲景大黄黄连泻心汤、附子泻心汤、半夏泻心汤、生姜泻心汤、甘草泻心汤、小陷胸汤、栀子干姜汤及黄连汤等方剂配伍来看，常用清热泻痞的苦寒类药有黄连、黄芩、栀子及大黄等。其间又有区别，黄连、黄芩苦而性燥，寒而气滞，清热燥湿，守而不走；栀子性润，清胃降火，散郁除烦，导热下行；大黄性亦润，清热泻火，下滞破结，走而不守。故在具体运用时，当根据湿火、郁火和有形热结的不同而分别选用。如湿火，口苦黏，苔黄腻，宜用黄连、黄芩；郁火，口干渴，苔薄黄，舌质红，宜用炒栀子；有形热结脘痞，腹痛拒按，苔厚，当取大黄。一般来说，邪热郁胃所致的痞痛，多属无形热结，应用大黄的机会较少；但热结程度较甚，或兼挟有形之邪时，则需配用大黄以加强泻热散结开痞的作用。

仲景常用的辛散温通、理气开痞的辛温类药则有干姜、吴茱萸、附子、半夏、厚朴、紫苏等。其间亦有区别，与苦寒药配合使用时，应据其特长而分别选用。干姜、附子温中散寒，以寒热错杂者为宜；吴茱萸温肝散寒解郁，治肝胃虚寒上逆；厚朴燥湿宽中，可治湿热中阻；半夏化痰和胃，以祛湿热、消痞散结为宜；紫苏理气解郁，可用于郁阳气滞。

苦味清降，辛味宣开，寒能清泻郁热，温能宣阳散寒。苦辛合化，辛开苦降，泄中有开，通而能降。寒热并用，斡旋气机，散痞泻热，运化中州。苦寒与辛温复合配伍，苦辛并进以顺升降，寒热并用以和阴阳，补泻并施以调虚实。苦寒泄降，辛温宣通。苦辛合化，清热和胃，顺气降逆，开痞散结，既能调和肝脾，升降气机，起到开痞解闷、除烦散满、平呕止痛的作用，即能体现胃以通降为顺的治疗原则，又能调节机体功能和清除病因相结合的治疗措施。

苦寒药与辛温药配伍使用，又可相互制约偏性。苦寒太过，寒凉冰伏之性每易戕脾胃阳气；辛温燥烈，往往助热生火伤阴。二者配伍，辛温可制苦寒之偏弊，苦寒能制辛温之燥烈。

苦寒药与辛温药相伍，还可达到反佐从治的目的。从临床实践上看，用大剂寒药或热药治疗热证或寒证，有时可发生格拒的情况。此时按"从治"之意，于寒凉药剂或温热药剂中加入少量性能相反的温热药或寒凉药为引导，可防止出现寒热格拒、药不能进的现象。如《伤寒论》315条白通加猪胆汁汤证，即记述了阴盛戴阳证服热药发生格拒时，在用附子、干姜破阴回阳通达上下的情况下，又用人尿、猪胆汁之咸苦寒，引阳入阴，使热药不被寒邪所格拒，以利于发挥回阳救逆的作用。

苦寒与辛温的常用药物及其剂量，从表面看无何出入，但细究之，却同中有异。如黄连、干姜在治疗湿热时，湿盛于热，姜要重用；热重于湿，黄连要重用。又如根据后世总结，发现黄连、干姜同用治在胃肠，黄连、吴茱萸同用治在肝胆，黄连、厚朴同用治在脾胃，黄连、半夏同用治在胆胃，黄连、附子同用治上热下寒，黄连、桂枝同用以治表寒里热，黄连、紫苏同用治肺胃等，不一而足。

苦辛相合既非苦辛各半，也非单纯地寒热并用，一般来说，在药味和药用剂量上均是苦多辛少。因过服寒凉易伤人阳气，辛温太过能损人阴津，故以苦寒泄降为主，辛温宣通为辅，顺气降逆，清热和胃，升降气机，起到开痞平呕的作用。临床当根据具体证候，辨别寒与热的轻重相应施治。如寒热相当，宜苦辛平衡；热重于寒，当以苦降为主，少佐辛通；寒重于热，当以辛通为主，佐以苦降。

（二）配伍特点与证方变化及后世医家的衍方

苦寒药与辛温药相配，主要用治中焦湿热、痰热、寒热中阻互结证，在《伤寒杂病论》中代表方药为半夏泻心汤、小陷胸汤等。苦寒代表药当属黄连，辛温代表药剂非干姜、半夏莫属。

黄连、干姜相配，能泄能开。黄连、干姜相配首见于《伤寒论》之半夏泻心汤。用治少阳误下，徒伤中阳，客气内陷，结于心下而形成的痞证。患者心下痞满不痛，或干呕，或呕吐，肠鸣下利，舌苔黄而厚腻，脉弦数。对邪热内陷，结于心下，形成阴阳失调、寒热错杂、上下不通、虚实夹杂的复杂证候，因其满而不实，且在误下之后，不宜再下；邪结在里，又不宜发汗；无寒热往来、胸胁苦满等症，更不宜和解少阳。如以补泻并用、寒温同施、调和胃肠为法，方可治愈。故在黄连清泻邪热为主的同时，配用干姜直入中焦，于清热泻邪中，卫护中阳，且又借宣开湿邪之热，达热于外，致使热从中散，胃阳旋转，而无助湿留热之弊。其泄中有开，清而兼温，实是审时度势的灵活处置之法。苦见湿化湿，则湿凝而不流；见热清热，则欲通而不达；见痞破气，见胀行滞，则胃阳不伸。故清朝叶天士取此意，在治疗温热病的临床实践中，提出"湿热，非苦辛寒不解"之说。

临床上，痞证并非均是误下而成。凡因脾胃功能紊乱，阴阳失调，上下不通，阻碍气机的升降，均可致痞。凡属寒热错杂，胃气失和者，均可仿此意治之。如以黄连清胃泻热，配附子温中助阳，以治上热下寒，脾阳不振的胃痛、脘痞；配桂枝温散解表，以治胃肠失调或表寒里热之腹痛、呕吐、泄泻、胸脘烦闷、形寒、久热、少汗等。若胃中沉寒与郁热相杂，胸痞切痛，可用栀子配伍附子清郁热而祛阴寒之邪。若心下痞满而不痛，或有恶心呕吐，或口渴而饮冷不舒，或肠鸣下利，苔薄黄而腻或苔黄厚腻，舌边红，脉细弦或弦数，治当清胃泻热及宣阳散寒并施。寒热错杂证，迁延日久，必致胃气虚弱，症见脘痞气逆、恶心呕吐、饮食减少、舌质红、脉细弱者，当寒热补泻并投，配合甘温益气之品。至于阳虚热陷，痞而恶寒汗出者，则当仿附子泻心汤意，一面用附子辛温扶阳，一面用黄连苦寒泻热。寒热错杂之证，热象每易掩盖寒的一面，故临床当仔细辨别，以免独用苦寒而伤阳。

黄连、半夏合用，清化开结，其代表方为《伤寒论》之小陷胸汤，原方用治伤寒表证误下，邪热内陷，与痰结于心下所致的小结胸证。痰热互结心下，邪热内陷，气郁不结，升降失职，故见胸脘痞闷，按之则痛，口中黏腻不爽，时时泛恶，呕吐痰涎，舌苔黄腻，脉弦滑或浮滑或滑数，治当以清热化痰、宽胸开结为法。黄连苦寒，清热泻火；半夏辛温，降逆和胃，善治痰热内阻，对除心下之痞实、清心下之痰结尤为适宜。临证应以胸脘痞闷按之则通、舌苔黄腻为主症，凡具上述主症，无论湿热为患或痰热咳嗽，用之皆可获效。痰热互结，若胀满甚痛者，可加枳实、郁金以行气解郁、散结消痰；如干呕甚者，可加竹茹、生姜以和胃止呕；若痰稠胶固者，可加胆南星、浙贝母以清热豁痰；若痰热壅肺胸闷气急者，可加葶苈子、杏仁以清泻肺气，宣通郁热；如痛引两胁者，可加紫苏、黄芩以疏肝清热；如痰热挟食、大便不畅者，可加枳实、莱菔子等以消食化痰导食滞。临床运用时，应与湿热、中气虚和阳明腑实之证相鉴别。虽均见痞满，舌苔黄，但此证候舌苔黄腻有根，是胸脘有痰热实邪的表现。如舌苔虽黄腻而无根，刮之即去者，多属中气不足而兼无形之湿热，胃无结实之邪。又阳明腑实，其以腹部为主，而且舌苔多表现为黄而干。以上两证均不宜用之。

后世医家依据张仲景苦辛合化组方理论，创造了许多名方。朱丹溪将黄连、吴茱萸同用，治疗肝火横逆犯胃之呕吐、胁痛，其代表方为左金丸；王孟英将黄连、厚朴相伍治疗湿热气结、胃失通降之霍乱病，其代表方为连朴饮，及黄连与苏叶同配治疗湿热中阻之严重呕吐者，其代表方如连苏饮等。这些名方的创立，说明了苦辛合化理论在临床组方中具有卓著的疗效，值得后世效仿。

苦寒类药与辛温类药相伍，苦辛相合，寒温并用，泄中有开，清而兼温，通而能降，确有寒温并行而不悖，攻补各奏其功之长，主次分明，药味较少，配伍精当；包括不同症状灵活运用，同中有异，异中有同，处方之变各有微妙，真可谓之"师其法而不泥其方"。

（三）临床运用体会

苦寒与辛温两类药的配伍使用，首先当明确邪热郁结中焦是其基本变化。邪阻中焦、胃气郁滞、通降失常是其发病机制。病理因素是以郁热为主。病变脏腑主在胃，而与肝、胆、脾、肠等密切相关。作用机制主要是调和气机升降，开郁泻火以泄肝用，善解中焦湿热郁聚之邪，宽胸开结善治痰热内阻。其次是要注意兼邪的不同，区别寒、湿、食、痰或气火郁结等多种情况，在苦寒清热的基础上，分别加入温中散寒、燥湿化痰、升散郁火或消食导滞之品，以治寒热错杂、胃热火郁、湿热中阻、痰热互结等各种证候。

根据临床实践体会，苦寒和辛温两类药合用的运用范围甚广。既可用治温热病的湿热证，又可治疗内伤杂病中的胃病、痞病、呕吐等病证，涉及现代医学胃及十二指肠溃疡、急性胃炎、胃肠神经症、急慢性肠炎、消化不良、胰腺炎、胆囊炎、胆石症及胆道蛔虫病并发感染等多种疾病。概言之，主要是消化系统疾病的一种主要治法。

（四）小结

张仲景在《伤寒杂病论》中首开苦寒药与辛温药的配伍运用先河，其代表方剂为半夏泻心汤、小陷胸汤，是清热法的一种变通，能够达到通降的目的，体现了方药配伍的重要意义。临床广泛用于邪热与痰、湿、寒、火等互结中焦，胃气壅滞、升降失调、脏腑失和、肝胆疏泄不畅所致脾胃、肝胃、肠胃不和，表现为心下痞满、脘胁疼痛、呕吐酸苦等证。具体施治时，应在苦寒清热的基础上，依据不同的病理变化，分别配伍温中、燥湿、化痰、散郁等不同作用的辛温药，其中苦寒类代表药为黄连。

62 提高张仲景方剂临床应用疗效的几点意见

张仲景方剂在祖国医学中占有重要地位，目前临床所用的不少方剂都是从中发展而来的，怎样进一步提高张仲景方剂在临床应用中的疗效是值得研究的一大课题，务必从以下几点实施。

（一）务必掌握张仲景方剂所针对的病机和症状

要想有效地使用张仲景方剂，首先要明白所选经方的主治病证是什么，其针对的病机和临床表现是什么，否则疗效也就无从谈起。张仲景立方，大都是针对特定的病机症状而立，在临床时，患者有没有这样的病机和临床表现，是决定我们用与不用经方的关键之一。《伤寒杂病论》中在这些经方的临证使用方面交代得很清楚，据证选用就没有问题，而有些经方则说的不清楚，如《金匮要略·胸痹心痛短气病脉证治》中"胸痹，胸中气塞，短气，茯苓杏仁甘草汤主之，橘枳姜汤亦主之"，就没有直接说明胸痹，胸中气塞、短气，虽可选用上二方，但一偏于痰饮，一偏于气滞，类似这样的情况，就应该搞清楚，否则，临床应用起来就容易陷入混乱。

总之，病机是产生症状的根据，症状是病机的外在表现，二者是统一的，只有既了解病机，又掌握症状特点，才能提高经方应用的准确性和灵活性，才能进一步提高经方的使用疗效。

（二）熟练掌握张仲景方剂中各药的单独作用和协同作用

张仲景立方用药很严谨，每一味药都有较强的针对性，并且各药之间，前后呼应，有明显的协同作用。经方中药物的单独作用显而易见，协同作用则须用心观察。如《伤寒论》中大承气汤，药用大黄、芒硝、枳实、厚朴，其中大黄清热泻火而攻下，芒硝润燥软坚而破结，二者同用就可增强泻下腑实的功能，故后世增液承气汤、导赤承气汤亦法此而硝、黄并用。再如麻黄汤中麻黄、杏仁同用，一宣一降，其宣肺平喘之功尤著，是故后世所创三拗汤、华盖散、定喘汤皆麻杏并举。

搞清楚并熟练掌握张仲景方剂中各药的单独作用和协同作用，是临床变通、合理进行方剂加减化裁的基础。

（三）切实掌握张仲景方剂的煎服法、禁忌证和药物的炮制、用量

张仲景方剂对煎服法、药物的炮制和药量及禁忌证方面的要求十分高。对于特殊的地方尤需注意。如《金匮要略·腹满寒疝宿食病脉证治》中大乌头煎和乌头桂枝汤中乌头制法，就一定要记牢。《伤寒论》中麻黄汤的禁忌证就指出，衄家、亡血、汗家、疮家等不可服此方。同时，经方的药量也很重要，有些经方药味相同，只是因用量有异，随之功能亦不同，如小承气汤、厚朴三物汤、厚朴大黄汤，就是一个例子。为什么同是一个经方，有人用了就有效，有人用了就没有什么效果，其中很大原因就在于此。所以掌握经方煎服法、禁忌证和药物的用量、炮制等，是提高经方疗效的重要一环。

（四）随时掌握张仲景方剂的加减变化

张仲景方剂虽能治病，但不能尽治当今之病，在临床应用时往往需要加减化裁，如果我们不知道如何进行加减，拘泥于古方而不知变通，也是会影响疗效的。古人所谓的"拘方治病，病必殆"，就是指此而言。有些经方的加减法张仲景书中有所论述，如《伤寒论》中的小柴胡汤等，对于这些加减法，我们应该掌握，但在临床时会遇到应该用经方加减而张仲景书中又没有提到的情况，这就需要我们博采众家之长，潜心探索了。

（五）熟练掌握张仲景方剂中的现代药理成果

与时俱进，熟练掌握张仲景方剂中的现代药理成果，扩大其临床使用范围，进一步提高经方临床应用的疗效，药物的性能是随着实践经验的积累而不断深入提高的，尤其是现代药理，通过实验研究和临床观察得到结果，更具有科学性。我们应不断借鉴，用之指导临床。如麻黄，仲景用治风寒表实、风水水肿、喘逆上气，但现代药理证实，麻黄有兴奋心脏及大脑皮质功能的作用，因此，可用麻黄剂治疗与此有关的疾病，如用麻黄、附子、细辛治病态窦房结综合征及遗尿病，可取得明显疗效。可见不断汲取新的知识，更新经方的运用，进一步提高疗效，是很值得探索和研究的。

附 乌头减毒法

张仲景用乌头的方剂计有 5 首，乌头有毒，张仲景主要采用下列方法减乌头毒性。

1. 久煎法

实验证明，乌头水煎至 3～4 小时及以上，有毒之乌头碱即可水解，使毒性降到最低限度，而且水解之物具有一定的镇痛作用，如大乌头煎即是如此。

2. 与白蜜、甘草及姜枣同煎法

白蜜中含有某些氨基酸，能和毒性乌头碱结合成盐，容易溶解于水，以提高疗效，又能降低乌头毒性。其次，甘草、姜枣也有一定的减毒作用。

3. 从小剂量开始逐渐加量法

因为乌头的治疗量与中毒量很接近，为了摸索有效治疗量，就必须从小剂量开始，直至以治为度，中病即止。一旦出现瞑眩、唇舌麻木等感觉，应立即减量或停服观察。此为乌头汤方后注。

4. 根据体质不同服药法

体质虚弱者立减量，如大乌头煎服法。

5. 先食服药法

采取饭后服，使药物吸收缓慢，以减少毒性吸收，如赤丸服法。

6. 炮制法

使用制川乌比生乌头毒性低得多。

63 张仲景泻下方剂中药物配伍规律浅探

张仲景泻下方剂是指以泻下药为主方，具有通便、泻热、攻积、逐水、破瘀等用，主治里实证的方剂，如大承气汤、小承气汤、调胃承气汤、大陷胸汤、十枣汤、桃核承气汤、麻子仁丸、大黄牡丹汤及抵当汤、下瘀血汤等，属于中医"八法"中的"下法"，泻下剂多分为温下、寒下、润下、逐水、破瘀及攻补兼施等类，其方剂配伍规律一般如下。

（一）泻下剂配伍多以攻下药生大黄为君

张仲景泻下剂中十有七八的方剂以攻下药生大黄为君，凡是此类配伍者，其效用往往较强。泻下剂组方君以生大黄的原因在于泻下剂主治多为有形实邪停滞胃肠之证，而六腑又"以通为用"，"泻而不藏"。生大黄苦寒沉降，善于荡涤胃肠，具较好的泻下攻积之效，又可清热泻火解毒，其适应证非常广泛。现代药理研究证明，生大黄能增强肠蠕动，抑制肠内水分吸收，促进排便。大黄并具抗菌、抗感染、利胆、止血等作用。但大黄含有鞣质，不宜长期服用，以免形成继发性便秘。

（二）泻下剂配伍攻下行气破结药时，效用最强

泻下剂均以泻下药为主组方，但积滞实邪多影响气机的升降，故张仲景部分泻下剂，又佐以行气破结药。如果方剂中以攻下药生大黄为主，又配以行气破结的枳实、厚朴等时，这种方剂常为同类泻下方中的效用最强者。如大承气汤是泻下与行气并重的代表方，可峻下热结，治疗阳明腑实证之痞、满、燥、实、坚五证。而小承气汤、调胃承气汤、大黄牡丹汤、桃核承气汤及下瘀血汤则由于配用的攻下药、行气药量少或未伍用这两类药物而效用较轻。

（三）单纯的泻下药组方者效用较缓

如大黄附子汤，只是大黄与辛热药配用，因而其泻下作用较缓，因而宜于一般寒积腹痛或兼阳虚者。至于十枣汤，因只用峻下药，比起后世所创制的配有攻下药和行气破结药的舟车丸的泻下作用远较缓。

64 张仲景方剂中药物燥润配伍琐谈

（一）概念

燥润配伍是指燥湿类药物与滋润类药物相配伍。

（二）方剂配伍的主要目的

方剂燥润配伍，其目的主要是增强疗效、增强适用范围，以及减轻毒副作用和减缓药物烈性。

（三）张仲景燥润配伍类方剂一览

十枣汤：芫花、甘遂、大戟配大枣。
黄连阿胶汤：黄连、黄芩配阿胶。
麦门冬汤：半夏配麦冬。
大半夏汤：半夏配白蜜。

（四）张仲景方剂中燥润配伍规律析要

1. 苦寒燥湿类与养阴滋润类药物配伍

此类配伍的意义主要在于：①减缓苦寒类药物的毒性，固护正气，使邪去而正不伤，如十枣汤中用大枣。②苦寒清热，故适用于火热证，火热之邪必伤阴津，故须配补阴之药，同时阴虚之体亦必生热而见火旺，补阴之时亦须伍清热之药，两者相辅相成，共奏清热滋阴之效，如黄连、黄芩配阿胶即是如此。

2. 苦温燥湿类与养阴滋润类药物配伍

此类药物相伍，无非是达到治疗主症目的而又不耗伤人体正常之阴津，避免苦温燥湿类药物伤阴助火，如麦门冬汤及大半夏汤中半夏配麦冬或白蜜，均是此类。

（五）燥润类药物相伍在方剂中的意义

大多数单味药的功用是复合功能的统一体。如当归即有养血、活血、润肠等多方面的功效。如果在一首具体的方剂中当需要运用某一药物功能中的某一项时，则该药的其他功用有可能成为副作用或毒性。如方中需要当归的养血活血之功，但患者时有便溏，则当归的润肠作用便成为副作用。因此可以看出，燥润相伍是属于"能"相对立的药物配伍，需要指出的是，这种对立并不是临床治疗目的功效的对立，而是如何将不需要的药物之"能"通过对立配伍转化为治疗目的所需。这就是所谓"方有合群之妙用"。

65　张仲景方剂中用散收药的经验介绍

张仲景在《伤寒杂病论》中，针对邪气郁结、正气涣散诸证，巧妙地将散收之性相配，辛酸之味相伍，制方为法收到了散邪敛正、调整阴阳、以平为期的功效。

（一）桂枝汤——桂枝、芍药

桂枝汤证的病理基础是风寒之邪侵袭肌表，卫气奋而抗邪，浮盛于外，"不共荣气皆和"，"阳浮而阴弱"，"荣弱卫强"或"患者脏无他病"，"卫气不和也"。因此，仲景主以桂枝汤，意在解肌发汗，散邪敛正，调和营卫，以平阴阳。方中桂枝为阳药，味辛性温，辛能发散，温通卫阳；方中芍药为阴药，味酸性寒，酸能收敛，寒能走营。二者剂量相等，不偏不倚，刚柔相济，散收并行，相互为用，是于辛散之中寓寄收敛之意。正如《医宗金鉴》云："桂枝君芍药，是于发汗中寓敛汗之意，芍药臣桂枝，是于固表中有微汗之道。"

（二）小青龙汤——干姜、半夏、细辛、五味子

小青龙汤证由素有痰饮水湿内停，复有外感风寒诱发，内外合邪所致。其辨证要点在于"伤寒表不解，心下有水气"。故仲景所设小青龙汤中用麻、桂发表的同时，重点用干姜、半夏、细辛以温散化饮祛痰降逆，加五味子敛肺止咳，散中有收，防止辛散肺气太过，同时加甘草，甘缓其燥烈，深合《内经》"以辛散之，以甘缓之，以酸收之"之意。

（三）四逆散——枳实、芍药

朱丹溪云："气血冲和，万病不生，一有怫郁，诸病生焉。"戴元礼云："郁者，结聚而不得发越也。"又云："当升者不得升，当降者不得降。"四逆散证正是阳气内郁，其气不能透达所致的厥证。方中枳实行气破滞，散结于内，能转运枢机，透达郁结之阳气；芍药则益阴和里，柔肝散邪，并缓枳实辛散太过之性，可谓注重阴阳表里之平衡。

（四）当归四逆汤——桂枝、细辛、当归

当归四逆汤证是厥阴受邪，血虚寒凝，血脉瘀阻，血行不畅所致。所以方中用桂枝、细辛温经散寒，以治脉细欲绝、四肢厥冷，同时佐以当归养血和营以使血液生生不息，如此辛甘为伍能使卫气行而四肢温，营卫至而脉生，不失辛甘发散为阳之义也。

（五）桂枝甘草龙骨牡蛎汤、柴胡加龙骨牡蛎汤、桂枝去芍药加蜀漆牡蛎龙骨汤——桂枝、龙骨、牡蛎

桂枝甘草龙骨牡蛎汤、柴胡加龙骨牡蛎汤、桂枝去芍药加蜀漆牡蛎龙骨汤三方皆用桂枝之辛散外邪，甘能化阴，卫阳以抗邪，同时用龙骨、牡蛎之涩，收敛浮越之心神及正气归位，故随配伍不同，皆能止烦惊、破狂越，不失散收并行之意也。

（六）桃花汤——干姜、赤石脂

桃花汤证因脾肾阳衰，寒湿中阻，络脉不固，统摄无权而下利、便脓血。成无己说："涩可固脱，赤石脂之涩，以固肠胃；辛以散之，干姜之辛，以散里寒。"桃花汤中如此配伍，则便脓血、滑脱等证可以霍然而愈。

（七）酸枣仁汤——川芎、酸枣仁

酸枣仁汤证由肝阴不足，心血亏虚所致。方中酸枣仁补肝敛气为君，川芎理气疏肝为佐，共奏养肝疏肝之效，实乃典型的散收并行之配伍法则。

（八）黄土汤——附子、地黄

黄土汤主治虚寒便血，方中附子、白术温阳健脾以摄血，辅以地黄、阿胶滋阴止血，阳回血充则血液流动自正常矣。故唐容川《血证论》说："血者，脾之所统也。先便后血，乃脾气不摄，故便行气下泄，而血因随之以下……合计此方，乃滋补气血，而兼用温清之品以和之，为下血崩中之总方。古皆目为圣方，不敢加减。"

（九）吴茱萸汤——吴茱萸、人参

吴茱萸汤证由胃阳虚乏，肝气上逆所致，方中吴茱萸既可温胃散寒，又可泄厥阴逆气，佐以人参补益脾胃，又可防吴茱萸辛散太过，两药相伍，实乃头痛、呕吐、心下痞满之良方。

（十）大半夏汤——半夏、人参

胃反呕吐的症状是朝食暮吐，暮食朝吐，宿谷不化，其病机为中焦虚实并见，脾胃功能失常，方中重用半夏辛开降逆，辅以人参补脾益气，散收并用，共奏补脾和胃、降逆止呕之效。

（十一）文蛤汤——文蛤、麻黄、石膏

文蛤汤证由水湿内积，余热未清所致，故方中用麻黄、石膏辛凉合性以清余热，同时

主以文蛤咸寒之性利水湿的同时，又防麻黄、石膏耗散津液太过，合而用之，共治"吐后，渴欲得水而贪饮者"之消渴病。

总之，散收并行配伍是仲景遵《内经》"结者散之"、"散者收之"之旨，结合其丰富的临床实践，创立的一个独特的方剂配伍组合，不仅适用于外感疾病，而且可以用于内伤杂病。

散收并行配伍，其药物分量应视病邪轻重，正气的盛衰，或以散为主，或以收为主，或散收并重，灵活变通。同时组方配药，应使散不过散，收不过收，在一派散药之中，佐少量的收药，以防邪散正伤，在一派收敛药中，佐以少量的散药，以防过收敛邪，乃可体现"药有个性之特长，方有合群之妙用"的用药特点。

66　理中丸适用于太阴提纲证

理中丸源于《伤寒论》，由人参、白术、干姜、炙甘草组成。历代伤寒注家据《伤寒论》164 条"理中者，理中焦"之文，一致认为理中丸主治脾虚寒湿证，是太阴病主方，适用于太阴提纲证。对此，笔者有不同看法，试陈管见如下。

太阴提纲证，虽由脾虚寒湿所致，但以寒湿之邪偏盛为特点。《伤寒论》273 条说："太阴之为病，腹满而吐，食不下，自利益甚，时腹自痛，若下之，必胸下结硬。"本条是太阴病脾虚寒湿证的证候提纲，即所谓太阴提纲证。从文中"自利益甚"一语，可以悟出，本条实谓平素脾运化失司、气机壅滞，则会出现腹满、腹痛、呕吐、纳差等症，特别是便下稀溏较前更甚。柯韵伯《伤寒来苏集》说："五经提纲皆是邪气盛则实，惟少阴提纲，是指正气夺则虚。"故本提纲证虽由太阴脾虚寒湿所致，但应以寒湿之邪偏盛为其特点，其治疗宜用温燥寒湿法为主以治标，兼用健脾补虚法以固本。由于本提纲证寒湿之邪较盛，表现症状较急，极易被医者误为实邪复感之证，而采用攻下疗法以通实邪，实犯"实实虚虚"之戒。故仲景谆谆告之曰"若下之，必胸下结硬"，而形成脏结、陷胸等病。

理中丸以温补胃为主，用治太阴提纲证的寒湿偏盛，恐缓不济急。理中丸中人参、白术、炙甘草补中益脾胃，干姜温中散寒湿，诸药合用，为温补脾胃之良方，从方中四药各用三两来看，本方温补脾胃之品的用量总和大于温燥寒湿之品的用量总和（约为 3∶1）。故理中丸当以温补脾胃为主，兼有温燥寒湿之用。诚如陈修园《长沙方歌括》所称"此为温补第一方"。

从"急则治其标，缓则治其本"这一原则出发，笔者认为以理中丸这个温补之方治大病瘥后，脾胃虚寒所致喜唾症，能力胜其任。若用于太阴提纲证之寒湿之邪偏盛所致各症则有碍邪之弊。加之久利药力较缓，而太阴提纲证之时利酸腐等，未势理想，其治温燥寒湿，刻不容缓。故此时主用理中丸，恐缓不济急。

太阴提纲证，宜用理中汤加减方。从《伤寒论·辨太阴病脉证并治》整篇内容来看，笔者认为第 277 条中所提方之四逆辈，颇合太阴提纲证治。尤在泾等伤寒注家认为四逆辈当指四逆汤类，其说甚是。四逆汤类，均是用附子为主药的一类方剂，其方温燥寒湿之力甚强，不似理中丸以温补为主，故用治太阴提纲证之寒湿偏盛，颇是对证。

四逆辈虽可为太阴提纲证主方，但太阴病与少阴病在病因病机及证候反映上毕竟有所区别。为防混淆，笔者根据理中丸方后注云："汤法，以四物依两数切，用水八升，煮取三升，去滓，温服一升，日三服。"认为理中汤可作为太阴提纲证主方。因汤剂药力较速易祛其寒湿。但理中汤剂型虽可，而方中药物仍以温补为主，并非对证。故须据其方后加减云："吐多者，去术加生姜三两，腹满者，去术加附子一枚。"此加减方由人参、干姜、生姜、附子、炙甘草五药组成，既暗合四逆辈意，又不悖理中丸原旨，可谓温燥寒湿与温补脾胃两法齐头并进，集其大成。用治太阴提纲证，足堪其任。

67　张仲景治疗痛证方剂分析

痛证是以疼痛为主症的多种疾病的总称。因其多具有发病急、变化快、病情重的特点，颇为历代医家所重视。现采用以法统方方法将张仲景治痛方分析如下。

（一）张仲景治痛之法和方

1. 解表法

解表法治痛证的方剂有桂枝汤、麻黄汤、大青龙汤、竹叶汤、白术附子汤、桂枝附子汤、甘草附子汤、麻黄加术汤、葛根汤、麻杏石甘汤等。

2. 和解法

（1）和解少阳法治痛的方剂：小柴胡汤、柴胡桂枝汤、柴胡桂枝干姜汤等。
（2）调和肠胃法治痛的方剂：半夏泻心汤、生姜泻心汤、附子泻心汤、甘草泻心汤等。

3. 清热法

（1）清热解毒法治痛的方剂：升麻鳖甲汤。
（2）清热化痰法治痛的方剂：小陷胸汤。
（3）清热宣郁法治痛的方剂：桂枝芍药知母汤、瓜蒌薤白白酒汤、瓜蒌薤白半夏汤、枳实薤白桂枝汤、四逆散等。
（4）清热养阴法治痛的方剂：麦门冬汤、竹叶石膏汤等。

4. 攻下法

（1）攻逐水饮法治痛证的方剂：大陷胸汤、十枣汤、甘遂半夏汤、己椒苈黄丸。
（2）攻下燥结法治痛证的方剂：大承气汤、小承气汤、调胃承气汤等。
（3）攻下寒积法治痛证的方剂：大黄附子汤等。
（4）攻下瘀热法治痛证的方剂：抵当汤（抵当丸）、桃核承气汤、大黄牡丹汤等。
（5）攻下气滞法治痛证的方剂：厚朴三物汤、大柴胡汤等。

5. 温补法

（1）温阳散寒法治痛证的方剂：附子半夏粳米汤、赤丸、真武汤、大建中汤、人参汤、大乌头汤、乌头桂枝汤等。
（2）温中补虚法治痛证的方剂：小建中汤、桂枝加芍药汤、桂枝加大黄汤等。

（3）益气养营法治痛证的方剂：芍药甘草汤等。

（4）回阳救逆法治痛证的方剂：四逆汤等。

（5）温阳活血法治痛证的方剂：胶艾汤、当归四逆汤、温经汤等。

（6）温阳散结法治痛证的方剂：薏苡附子败酱散等。

（7）安蛔止痛法治痛证的方剂：乌梅丸、甘草粉蜜汤等。

（8）活血利水法治痛证的方剂：桂枝茯苓丸、当归芍药散等。

（二）张仲景治痛证方剂配伍特点

在《伤寒杂病论》有关治痛证的 81 首方剂中，共用药 85 味。其中使用 20 方次以上的药物有甘草（39 方次）、桂枝（28 方次）、生姜（24 方次）、芍药（23 方次）、大枣（21 方次）。其中使用较多的药物还有附子、半夏、人参、大黄、当归和干姜。其方剂配伍特点如下：

（1）麻黄、桂枝、生姜常与芍药、大枣、炙甘草为伍，多用来治疗风寒湿所致的头身肢节诸痛。

（2）麻黄、附子、白术、桂枝多用于治疗风寒湿痹痛，是治疗痹证的要药。此因麻黄得术，则发汗不致多汗，术得麻黄，可并行表里之湿，下趋水道，又两相维持也。

（3）附子、干姜、乌头、川椒多喜与甘温之人参、大枣、炙甘草、饴糖相伍，主要用于虚寒性腹痛证。

（4）芍药、甘草相伍，益气缓急，酸甘化阴，为治营阴不足之痛证的重要配伍形式。

（5）以大黄为主，配伍不同类型的药物，是治疗热结、寒结之痛证的要药。

（6）仲景治血虚痛证，必用当归等药。

（三）张仲景治痛方剂的作用机制

（1）着眼于一个"通"字：疼痛多由经脉气血痹阻，气机郁滞，腑气闭塞等引起，也就是"不通则痛"。因此，仲景辨治痛证时，着眼于"不通"，采取的相应治疗方剂，都是变"不通"为"通"，"通则不痛"也。诚如李东垣所说："痛随利减，当通其经络，则疼痛去矣。"

（2）注重一个"本"字：仲景善于寻根治疗，十分注重痛证病机要点，强调治疗时应以治本为主，也就是痛证的发生除"不通则痛"外，还有"不荣则痛"的机制，不能单纯地用通利方法治疗，否则祸害将接踵而来。对此，张景岳曾有明训："凡治心腹痛者，古云痛随利减，又曰通则不痛，此以闭结坚实而言。若腹无坚满，痛无结聚，则此说不可用也，其有因虚而作痛者，则此说更如冰炭。"

（3）张仲景治疗痛证，立足整体，注重辨证，同时也积极探索中药止痛，以缓解疼痛症状，将芍药推出为止痛的要药，成为仲景首创。

68 张仲景方剂中用虫类药的经验探讨

东汉时期，张仲景在《伤寒杂病论》中广泛地将虫类药运用于临床，取得了明显的临床疗效。

（一）含有虫类药的方剂介绍

抵当汤（抵当丸）：水蛭、虻虫、桃仁、大黄。
鳖甲煎丸：鼠妇、䗪虫、蜂窝、蜣螂。
大黄䗪虫丸：虻虫、水蛭、蛴螬、䗪虫。
蜘蛛散：蜘蛛、桂枝。
下瘀血汤：䗪虫、大黄、桃仁。
土瓜根散：䗪虫、大黄、桃仁。

（二）主治病症

抵当汤（抵当丸）：主治蓄血证及妇人经水不利。
鳖甲煎丸：主治疟母。
大黄䗪虫丸：主治虚劳。
蜘蛛散：主治狐疝。
下瘀血汤：腹中干血内着为患，见腹痛者。
土瓜根散：主治瘀血见经水不利者。

（三）虫类药的功效

水蛭：咸苦平有毒，入肝经。功可破血逐瘀，通经散癥。本品现代药理研究，含有水蛭素，可以阻止凝血酶作用于纤维蛋白原，从而延缓或阻碍体内和体外的血液凝结，并能缓解动脉痉挛，降低血液黏着力。因而起活血作用。

虻虫：苦咸寒有毒，善入肝经。功可逐瘀破积通经。《本经》云虻虫"逐瘀血，破下血积、坚痞、癥瘕、寒热，通利血脉及九窍"。其作用与水蛭、䗪虫相近似。

蛴螬：《本经》云其"主恶血，血瘀，痹气"。本品味咸微温，入足厥阴肝经。其功能破血行瘀散结。《长沙药解》论其"能化瘀血，最消癥块"。《别录》载其"疗吐血在胸腹不去及破骨蹉折血结，金疮内塞，产后中寒下乳汁。"

蜂房：甘平有毒，入肝、肾、胃三经，其功能为破瘀攻毒，祛风杀虫。《别录》云其"疗蜂毒毒肿"。《日华子本草》认为："治牙齿疼，痢疾，乳痈，蜂叮恶疮。"《本草汇言》也说："驱风攻毒，散疗肿恶毒。"根据现代药理研究，本药含有钙铁及蛋白质，经实验有强心、利尿、降压的作用。

蜣螂：咸寒有毒，入胃、肝两经，其功能破瘀定惊，通便攻毒。《长沙药解》说其："善破癥瘕，能开燥结。"《本经》说其："主小儿惊痫瘈疭，腹胀寒热，大人癫疾狂易。"《本草求原》云："治小儿积滞，土包烧食。"

蜘蛛：苦微寒入肝经，能消偏坠，善治狐疝。此药《本经》未载，仲师大胆试于临床，发明其用，实源于此。

鼠妇：味酸性凉，入肝经，其功可破血散癥，利水解毒。《本经》云其："主气癃，不得小便，妇人月闭血瘕。"

䗪虫：咸寒有毒，入心、肝、脾三经，功可破血逐瘀，通经理伤。《长沙药解》说："䗪虫善化瘀血，最补损伤。"《本草通玄》说："破一切血积，跌打重伤，接骨"。《神农本草经疏》云："䗪虫治跌打损伤，续筋骨有奇效。"䗪虫虽专破瘀消肿，通经活血，但其性较和缓，虚证挟瘀者，亦可用之。今人用来治疗慢性肝炎和肝硬化引起的肝脾大、异位妊娠、卵巢囊肿或有包块等瘀血者，均有一定效果。

（四）作用机制

张仲景用虫类药清除干血，达到"缓中补虚"之目的，值得后世效仿。

盖瘀血内阻，干血黏着，五劳虚极羸瘦，最易被世人疑为虚证，大补特补，误入歧途。仲景治此症，从不用参、茸、归、芪等补剂，而用䗪虫、水蛭等蠕动吸血之物，攻逐干血，正如《兰台轨范》云："血干则结而不流，非草木之品所能下，必用食血之虫以化之……虫以动其瘀，通以去其闭……攻血而不专于血，干血去则邪除正复。"正其理也。

（五）注意事项

（1）注意患者体质，药量"无使过之，伤其正也"。
（2）不可未识病情，孟浪用药，多取用丸剂，逐日攻克，缓用其效。
（3）主张用酒和服，借酒之性活血，以增强疗效。
（4）注意保护胃，以减少对胃部黏膜的刺激，如蜘蛛散强调用饮和服。

69 张仲景肾阳虚证方剂用药特色探讨

肾阳虚证用方是针对肾阳虚弱、寒气内生所产生的病证而设的一类方剂，病以恶寒、肢软、下利、脉迟为主要特征。张仲景在《伤寒杂病论》中对肾阳虚的论治较为全面，并创制了四逆辈、肾气丸辈温补肾阳方剂达 20 余首，堪称温肾之祖剂。本文拟从《伤寒论》中所制温肾方剂的药物组成、功能、主治进行分析，找出其用药特色（表 2）。

表 2 温肾方剂的药物组成、功能、主治

方剂	药物组成	功能	主治
四逆汤	炙甘草二两、干姜一两半、附子一枚（生用）	回阳救逆	少阴病阴盛阳虚的四肢厥冷
通脉四逆汤	炙甘草二两、附子大者一枚（生用）、干姜三两	破阴回阳、通达内外	阴盛格阳之手足厥逆、下利清谷、脉微欲绝
白通汤	葱白四茎、干姜一两、附子一枚（生用）	破阴回阳、宣通上下	肾阳虚衰、阴寒内盛之下利
白通加猪胆汁汤	葱白四茎、干姜一两、附子一枚（生用）、人尿五合、猪胆汁一合	破阴回阳、宣通上下并咸寒反佐	阴盛戴阳、厥逆无脉、下利不止，服药后发生格拒
四逆加人参汤	炙甘草二两、附子一枚（生用）、干姜一两半、人参一两	回阳救逆、益气生津	阳虚液脱之霍乱吐利
茯苓四逆汤	茯苓四两、附子一枚（生用）、干姜一两半、人参一两	回阳益阴	汗下后阴阳俱虚的烦躁
干姜附子汤	附子一枚（炮）、干姜一两	急救回阳	肾阳虚的烦躁
真武汤	茯苓、芍药、生姜各三两，白术二两，附子一枚（炮）	温阳利水	肾阳虚寒，水气泛滥
附子汤	附子二枚（炮）、茯苓三两、人参二两、白术四两、芍药三两	温阳祛寒除湿	阳虚寒湿身痛
芍药甘草附子汤	芍药、甘草（炙）各三两，附子一枚（炮）	扶阳益阴	汗后阴阳两虚之脚挛急、脉微
桂枝加附子汤	桂枝三两、芍药三两、生姜三两、炙甘草三两、大枣十二枚、附子一枚（炮）	扶阳解表	阳虚汗漏并表证不解
桂枝去芍药加附子汤	桂枝三两、生姜三两、炙甘草三两、大枣十二枚、附子一枚（炮）	解肌祛风温经复阳	表证未解损伤肾阳之脉微恶寒
麻黄细辛附子汤	麻黄二两、细辛二两、附子一枚（炮）	温阳解表	肾阳不足感受外邪的太少两感证
麻黄附子甘草汤	麻黄二两、炙甘草二两、附子一枚（炮）	温阳解表	太少两感证
附子泻心汤	大黄二两，黄芩、黄连各一两，附子一枚（炮）	泻热、清痞、扶助阳气	热痞兼阳虚

从上述表中可以看出，张仲景肾阳虚证方剂中皆主用附子，说明附子是温肾复阳的主药。阳气为人体生命活动之本，而肾阳又是一身阳气之根，上可温心阳以运血，中可温脾

阳以助运化，下可助膀胱气化开阖。当肾阳衰弱，阴寒内盛，影响全身各脏器功能正常运转，导致阴阳离决的急证、重证时，张仲景就果断地在方中主用生附子，取其大辛大热之性而急救回阳之功；当肾阳虚寒，影响水液代谢或失其温煦与推动作用，产生局部病变或功能障碍时，则在方中用炮附子，取其温阳复气之功，这是张仲景肾阳虚证方剂中的用药特点及独到之处，可谓匠心独具，精辟之极。

陈修园说："附子味辛气温，火性迅发，无所不到，故为回阳救逆第一品药"（《神农本草经读》）。但是，附子的温阳祛寒作用强，但药力发挥快而不持久，故前人谓其"走而不守"，干姜的温阳作用虽弱，但其药力发挥慢而持久，故有"守而不走"之称。张仲景在回阳救逆力挽重症、危症时，则附、姜相配，一走一守，相得益彰，因此有"附子无姜则不热"之说，为中医救急危重症患者首开法门。

此外，张仲景治肾阳虚证方剂中，对于肾阳衰微、阳气暴脱之证，危在顷刻之际，此时单纯温阳，恐其势单力薄，而欲救其垂危之候，则须大温大补之品，方能急固其脱，故仲景常附、姜与人参、炙甘草等同用，可收回阳固脱之功。正如张景岳所指出："附子性悍，独任为难，必得大甘之品，如人参、熟地、炙甘草之类，皆是以制其刚而济其勇，以补倍之，无往不利矣"（《景岳全书》）。清朝名医吴谦在《医宗金鉴》中更是直言："补后天之气无如人参，补先天之气无如附子……二药相须，用之得当，则能瞬息化气于乌有之乡，顷刻生阳于命门之内，方之最神捷者也。"

可以说，张仲景肾阳虚证方剂中附子、干姜或附子、人参等相须相伍，是构成肾阳虚证方剂群卓有成效的稳定成分，也是张仲景阳虚证方剂中的另一用药特色，为中医急症治疗学的建立、完善奠定了扎实的基础。

70 张仲景"回其阳则津自生"方剂临床应用探讨

《伤寒杂病论》对六经、脏腑病证的治则，总的来说，不外祛邪与扶正两个方面，而且始终贯穿着"扶阳气"和"存阴液"的基本精神，从而达到邪去正安的目的。在治疗方法及方剂的具体运用上则存在汗、吐、下、和、温、清、消、补等多种方法及方剂。本文拟从阳气与津液的关系入手通过探讨张仲景阳回津生方剂在临床上的应用，证实"回其阳则津自生"的理论对于指导临床具有重要意义。

（一）"回其阳则津自生"理论出处

"回其阳则津自生"是清末名医陆渊雷先生注解《伤寒论》第21条"太阳病发汗，遂漏不止，其人恶风，小便难，四肢微急，难以屈伸者，桂枝加附子汤主之"时在按语中提出的。其原文是"津伤而阳不亡者，其津自能再生。阳亡而津不伤者，其津亦无后继。是以良工治病，不患津之伤而患阳之亡。阳明之津液干涸，津伤而津不继，回其阳则津自生……桂枝附子汤证，伤津而兼亡阳也，仲景则回其阳而已，不养其津，学者深长思之"。可见陆渊雷先生对"津液"与"阳气"的辨证关系认识极为深刻，具有独到之处。

（二）津液与阳气的生理、病理关系

津液是体内一切正常水液的总称，具有丰富的营养物质。《灵枢·决气》云："腠理发泄，汗出溱溱是谓津。"又云："谷入气满，淖泽注入骨，骨属屈伸，泄泽补益脑髓，皮肤润泽，是谓液。"阳气是气的组成部分，又是机体功能活动的总体现，也是生命的根本。《素问·阴阳应象大论》中就指出"阳气者，若天与日，失其所，则折寿而不彰。"人体正常的生理活动，是阴（含津液）与阳相互为用、平衡协调的结果。张景岳指出："阴不能没有阳，无气便不能生形；阳不能没有阴，无形便不能载气。所以，物生于阳，成于阴。"

就阴（含津液）与阳的关系而言，则阳为本，阴为标。"凡阴阳之要，阳秘乃固"，"阳能生物，阴无生意"，"阳来则生，阴去则死"。一切生机旺盛的生物，皆是"阳生阴长"的过程；一切衰老的生物，皆是"阳杀阴藏"的过程。津液属物质为阴，其化生、输布和排泄，均要靠阳气的功能活动来完成。人身之津液赖水谷的化生，水谷入胃，非胃气不能腐熟，非脾阳不能运化、升清；又靠肺气宣发肃降以输布全身，灌注五脏六腑、四肢百骸；并依赖肾中阳气的蒸腾气化，维持津液的平衡。因此，津液的吸收、输布、滋润、排泄均离不开阳气的气化功能。

正因为津液的生成、输布及调养机体的过程是靠阳气完成的。故阳气虚乏，则津液的生成不足，运行障碍，输布失调便可导致津亏阴虚，从而出现口干咽燥、无汗、少尿、皮肤干燥、大便秘结等病理现象。此其标在津液，而其本在阳气，津液随阳气的变化而变化。

（三）"回其阳则津自生"在《伤寒杂病论》中应用实例

1. 《伤寒论》385 条

"霍乱，头痛发热，身疼痛，热多欲饮水者，五苓散主之；寒多不用水者，理中丸主之"。此条今人多用来指导急性胃肠炎之吐泻证。热多欲饮水，小便不利，由脾不能为胃行其津液，水谷不别清浊所致。五苓散中桂枝温阳化气以和阴阳，白术、茯苓健脾、化气利水，泽泻、猪苓清利水湿，全方共奏温阳健脾、化气利水之功。叶天士云"通阳不在温，而在利小便"是也。湿去则阳回，阳回则脾胃升降功能自复。其津液则自生渴止。理中丸温中散寒以化气，脾胃气机得健，吐泻止，津液亦自生。

2. 《伤寒论》388 条

"既吐且利，小便复利而大汗出，下利清谷，内寒外热，脉微欲绝者，四逆汤主之"。既吐且利，下利清谷，乃脾肾阳气衰败；小便复利，大汗出，内寒外热，脉微欲绝，表示阳脱阴竭，阴阳脱绝之势。急用四逆汤附子、干姜等药回阳救逆，"回其阳则津自生"。

3. 《金匮要略·消渴小便不利淋病脉证并治》

"男子消渴，小便反多，以饮一斗，小便一斗，肾气丸主之"。此系肾阴、肾阳俱衰微，阴不足津液缺乏，阳不足不能蒸腾津液以上涌，故消渴；阳不能化气以摄水，故"饮一斗，小便一斗"。用肾气丸附子、肉桂、熟地、山萸肉等填精壮阳，"阳生阴长"，真阴真阳得以恢复，津液自生，则诸症悉除。

（四）结语

以上从生理、病理及临床应用几个方面，证实了"回其阳则津自生"的道理。此理论不仅对于阳虚化源不足的虚证适用，对于阳证、实证也是适用的。

71　张仲景治疗心病方剂阐释

一部《伤寒杂病论》，集前人脏腑病证治之大成，创六经、脏腑辨证之体系，实万世医门之准绳。辨证施治是中医的精华，医圣张仲景是如何对心病进行辨证论治的呢？本文拟从张仲景关于心病方剂入手发掘张仲景关于心病脉证并治，以冀对于当今研究心病证治有所裨益。

（一）瓜蒌薤白白酒汤、瓜蒌薤白半夏汤、枳实薤白桂枝汤

1. 原文

胸痹之病，喘息咳唾、胸背痛、短气、寸口脉沉而迟，关上小紧数，瓜蒌薤白白酒汤主之。

胸痹不得卧，心痛彻背者，瓜蒌薤白半夏汤主之。

胸痹心中痞气，气结在胸，胸满、胁下逆抢心，枳实薤白桂枝汤主之。

2. 阐释

胸痹之名，有病位、病机、症状三个方面的含义：胸中者，乃上焦心肺之分，此言病位。痹者，闭也，因胸中阳气虚衰，阴邪阻痹，此言病机。上焦心肺同病，肺失宣肃，则见胸满，喘息咳唾等症；肺病不已，累及心脉，则见胸背彻痛等心病表现。上述证候，与现代医学所述的"肺源性心脏病"非常类似。而"胸痹不得卧，心痛彻背"者，其证候特点，类似于现代医学所说的"卧位型心绞痛"。至于短气，可以为胸痹的一个并发症状，亦可单独发生。原文说："平人无寒热？短气不足以息者，实也。"所谓"平人"，乃指平常貌似无病之人，突然发生胸中满闷、短气，甚至呼吸困难，其证候特点颇类似于不典型的心绞痛，正由于不典型易被忽视，而被误诊，故仲景列本条用意深刻。

三方中共用瓜蒌开胸中痰结，薤白辛温通阳、豁痰下气，共奏通阳散结、豁痰下气之功，使痹阻得通，胸阳得宣，则诸症自解。若痰涎过多，壅塞胸中，则加半夏以逐饮降逆；若气滞不通，病势扩展到胃脘、两胁之间，则加枳实、厚朴、桂枝等泻满降逆。

（二）乌头赤石脂丸、薏苡附子散

1. 原文

胸痹缓急者，薏苡附子散主之。

心痛彻背，背痛彻心，乌头赤石脂丸主之。

2. 阐释

缓是缓解；急，是急剧。"胸痹缓急"，是谓胸痹病情突然加重，其痛势剧烈，须即时缓其急，解其痛。薏苡附子散正具备此功效，故云"主之"。若疼痛剧烈，经久不愈，心窝部分疼痛牵引到背，形成心背相互牵引的疼痛症状，则为阴寒痼结，寒气攻冲所致，此时则非乌头汤赤石脂丸祛寒温阳，峻逐阴邪不可。所以《医宗金鉴》解释说："上条心痛彻背，尚有休止之时，故以瓜蒌、薤白、白酒加半夏平剂治之；此条心痛彻背，背痛彻心，是连连痛而不休，则为阴寒邪甚，浸浸乎阳光欲熄，非薤白、白酒之所能治也，故以乌头赤石脂丸主之。方中乌、附、椒、姜，一派大辛大热，别无他顾，峻逐阴邪而已。"复佐赤石脂取其固涩性收敛阳气，以防辛热之品温散太过。这两个方证，很类似《灵枢·厥病》所说的"真心痛，手足清至节，心痛甚，旦发夕死，夕发旦死"之证候，亦与现代医学讲的心肌梗死先兆和心肌梗死相类似。

仲景对附子的用法是：凡亡阳急证，需温经回阳的，多用生附子；用于止痛的，多用炮附子，但应以寒湿病因为准。对发作性疼痛，证属沉寒痼冷，痛急而有肢冷汗出的，则用乌头，因乌头止痛作用比附子更强。

（三）小建中汤、炙甘草汤

1. 原文

虚劳里急，悸，衄，腹中痛，梦失精，四肢酸疼，手足烦热，咽干口燥，小建中汤主之。

伤寒二三日，心中悸而烦者，小建中汤主之。

伤寒，脉结代，心动悸，炙甘草汤主之。

《千金翼方》炙甘草汤：治虚劳不足，汗出而闷，脉结悸，行动如常，不出百日，危急者十一日死。

2. 阐释

两方的共同特点：都能治疗伤寒病发展入里及虚劳病的进一步发展，导致阴阳两虚之心中动悸不宁之症。由于病机特点共性是阴阳两虚，寒热错杂，所以治疗方法就不能简单地以热治寒，以寒治热。故尤在泾谓："欲求阴阳之和者，必求于中气，求中气之立者，必以建中也。"察小建中汤、炙甘草汤两方均以调理阴阳之用，目的都在于建立中气，使中气得以四运，从阴引阳，从阳引阴，俾阴阳得以协调则心中动悸等寒热错杂证也随之消失。需要说明的是，小建中汤侧重于偏阳虚治疗，炙甘草汤则侧重于偏阴虚治疗，两方阴阳之治，各有千秋，临床不可偏废，都是治疗现代医学心脏病、心律失常的良方。

至于《千金翼方》所载炙甘草汤方药与《伤寒论》相同，但主治证候则不同，究其缘由，盖孙思邈于晚年发现了散佚的《伤寒杂病论》内容，并收录在《千金翼方》中，且发展了炙甘草汤的应用范围。分析原文，所谓"虚劳不足"，乃指病机。"汗出而闷，脉结悸，行动如常"，乃指发病特点。这与冠状动脉粥样硬化性心脏病——心肌硬化型类似。"不出百日，危急者十一日死"，此言预后，这与心力衰竭、心肌梗死、严重心律失常所引发的猝死又非常类似。后世温病学派在炙甘草汤基础上又进行了加减化裁，组成加减复脉汤。吴鞠通说："在仲景当日，治伤于寒者脉结代，自有取于参、桂、姜、枣以复脉中之阳；今伤于阴者主阳亢阴竭，不得再补其阳也。用古法而不拘于古方，医者之化裁也。"从而对炙甘草汤其进行了补充和发展。

（四）木防己汤、葶苈大枣泻肺汤

1. 原文

膈间支饮，其人喘满，心下痞坚，面色黧黑，其脉沉紧，医吐下之不愈，木防己汤主之。肺痈，喘不得卧，葶苈大枣泻肺汤主之。支饮不得息，葶苈大枣泻肺汤主之。

2. 阐释

现代临床及研究成果表明，木防己具有强心利尿作用。木防己多用于风湿性心脏病、心力衰竭等患者，取得明显效果。因此，木防己汤治疗膈间支饮之喘满可理解为心力衰竭由心病及肺，肺组织瘀血、肺失肃降、宣发；进一步发展肺病及肝，体循环静脉瘀血，肝大，则面色黧黑，心下痞坚。使用木防己汤强心扶正，利尿散结，心力衰竭得治肺病气喘等病则随之减缓。

至于葶苈大枣汤所治喘息之特点则与现代医学所说的心源性哮喘相似，其发病特点为阵发性夜间呼吸困难，属左心衰竭早期的典型表现，病情进一步发展为急性肺水肿，即突发严重气急，端坐呼吸、阵阵咳痰等，用葶苈大枣泻肺汤强心泻肺、化痰平喘而治之。

（五）泻心汤

1. 原文

心气不足，吐血，衄血，泻心汤主之。

2. 阐释

从生理上来讲，"心主血脉"。血液循行于脉中，周流不息，心脏的功能起着主导作用。因此，在病理情况下，心病与血脉病常互为因果。如果热迫血液妄行，出现吐血、衄血，必然累及于心，心血亡失，心气遂虚，故会出现"心气不足"的症状，治当用三黄苦寒清降，直折火热，热清火降，血亦自止矣。

（六）酸枣仁汤、百合地黄汤、甘麦大枣汤

1. 原文

虚劳虚烦不得眠，酸枣仁汤主之。
论曰：百合病者，百脉一宗，悉致其病也。意欲食复不能食，常默默，欲卧不能卧，

欲行不能行，饮食或有美时，或有不闻食臭时，如寒无寒，如热无热，口苦，小便赤，诸药不能治，得药则剧吐利，如有神灵者，身形如和，其脉微数。

百合病不经吐、下、发汗，病形如初者，百合地黄汤主之。

妇人脏躁，喜悲伤欲哭，象如神灵所作，数欠伸，甘麦大枣汤主之。

2. 阐释

《素问·灵兰秘典论》曰："心者，君主之官也，神明出焉。"心主神明，为情志思维活动之中枢，故心脏病变的特点之一是神志的异常。

如阴血不足，血不养心，神不守舍则失眠，治用酸枣仁汤养心阴，清虚热，安心神。

若热病之后或情志郁结，化火伤阴，出现阴虚内热，虚热扰心，神志异常，则症状百出，治以百合地黄汤为主，养阴清热，治病求本。

由于情志抑郁或思虑过度，心不得静，神不得宁，郁阳化火伤及内阴，致内脏阴液不足而发为脏躁者，用甘麦大枣汤养心阴，安心神，补中缓急。

（七）桂枝甘草汤、桂枝甘草龙骨牡蛎汤、桂枝去芍药加蜀漆牡蛎龙骨救逆汤、桂枝加桂汤

1. 原文

发汗过多，其人叉手自冒心，心下悸，欲得按者，桂枝甘草汤主之。

火逆下之，因烧针烦躁者，桂枝甘草龙骨牡蛎汤主之。伤寒，脉浮，医以火迫劫之，亡阳，必惊狂，卧起不安者，桂枝去芍药加蜀漆牡蛎龙骨救逆汤主之。

烧针令其汗，针处被寒，核起而赤者，必发奔豚，气从少腹上冲心者，灸其核上各一壮，与桂枝加桂汤，更加桂枝二两也。

2. 阐释

成无己说："发汗过多，亡阳也。阳受气于胸中，故病叉手自冒心，心下悸欲得按者，与桂枝甘草汤，以调不足之气。"尤在泾说："叉手自冒心，里虚欲为外护；悸，心动筑筑然不宁，欲得按而止，故宜补心阳为主。"汗乃心之液，无论"发汗"、"火逆"、"烧针"、"火迫"等因素，一旦过度用之，汗出过多，必然伤亡心阳。桂枝甘草汤中桂枝甘辛性温，入心助阳；甘草甘温，益气和中，两药相伍，使心阳复则心悸可愈。桂枝甘草汤为补益心阳之主方，药味单捷而又一次顿服，故其疗效显著。如见心神浮越之烦躁证，则心阳虚损较重，加龙骨、牡蛎重镇收涩，潜敛心神以治烦躁；若又出现惊狂、卧起不安的证候，说明心阳虚损更重，以致到了亡阳并有浊痰上扰神明的程度，所以又加蜀漆以涤痰。如果患者素有水饮或素体阳虚，医者迫劫发汗，损伤心阳，阳虚阴乘，水寒之气乘虚上犯心胸，则发奔豚，此时则宜重用桂枝温助心阳，平冲降逆，使下焦水寒之所得以平伏。

72　从旋覆花汤谈张仲景治络病

《金匮要略·五脏风寒积聚病脉证并治》谓："肝着，其人常欲蹈其胸上，先未苦时，但欲饮热，旋覆花汤主之。""肝着"，由肝脏受邪而疏泄失职，其经脉气血郁滞，着而不行所致。因肝脉布胁络胸，肝脉受阻，络脉不通，故其证可见胸胁痞闷不舒，甚或胀痛、刺痛，若以手按揉或捶打其胸部，可使肝络气血暂时通畅，则稍舒，故其人常欲蹈其胸上。本病在初起时，因为病在气分，热饮可使气机通利，所以但欲饮热，及其既成，则络脉瘀凝，虽饮热亦无益，故治以旋覆花汤，行气活络、通阳散结。方中主以旋覆花善通肝络而行气，更以新绛活血化瘀，助以葱白温通阳气而散结气行血行，阳通瘀化则肝着可愈。

络脉为病早在《内经》就有论述，《素问·调经论》云："先客于皮肤，传于孙脉，孙脉满则传之于络脉。"清代叶天士综合前人经验，认为"初为气结在经，久则血伤入络"，提出要"讲究络病功夫"。此后从络脉辨病被温热派医家广泛应用，吴鞠通、王孟英、丁甘仁等多有发挥。民国初年医家陆士谔在所著《医学南针》中指出，仲景诸方多系经药，温热诸方多系络药，主张经病用经药，络病用络药。

络是经脉分出的网络全身的分支，由大到小，如网络状，包括十五络、络脉及孙脉几部分，其中紧连十二正经及任督脉的分支共十四条，再加上脾之大络合称为十五络。如再加上胃之大络，也可称为十六络。由十五络分出更细的分支称为"孙络"。络的作用是加强表里经脉的联系并通达经脉不到的器官和部位，络的全身分布决定了病部位广泛的特点，故头面、四肢、九窍，外而肌肤，内而脏腑皆可发生络病。

其实以张仲景创立旋覆花汤治疗肝络瘀阻的肝着，其对脾络瘀阻也早有论述。如《伤寒论》279条说："本太阳病，医反下之，因而腹满时痛者，属太阴也，桂枝加芍药汤主之。大实痛者，桂枝加大黄汤主之。"考芍药与大黄均有通泄活血作用，脾之大络瘀阻，则腹满时痛，若挟加实邪，则非芍药、大黄合桂枝、生姜辛温通络、破泄实邪不可。所以许多伤寒注家并不将此两方当作表里双解剂，而多认为本证病机属脾伤气滞络瘀。又如疟母即现代医学所说疟疾迁延所致之脾大，按中医来说，即脾络瘀阻，假血依痰形成痞块，治疗宜用鳖甲煎丸，丸中重用鳖甲软坚散结，配大黄、桃红、䗪虫、蜣螂等活血化瘀之品，是典型的治疗络病主方。《金匮要略》又说："邪在于络，肌肤不仁。"张仲景明确地指出："五劳虚极羸瘦，腹满不能饮食，食伤、忧伤、饮伤、房室伤、饥伤劳伤，经络营卫气伤，内有干血，肌肤甲错，两目黯黑。缓中补虚，大黄䗪虫丸主之。"将久病，络脉瘀阻之征刻画入木三分，其方大黄䗪虫丸，现代临床运用证明，对肝脾大、肝硬化等由络脉瘀阻所致者，疗效确切。从仲景治络病诸方中，可以看出，络病多为有形之滞，病有定所。故后世医家吴鞠通在《温病条辨》中以有形无形、散与不散为标准来鉴别是经病还是络病，他认为络病"久而不散"，如果病症表现为"痛胀有形，痛止无形"就不可当作络病治疗了。

　　由于络广泛而细小，络病治疗芩、连不能清，姜附不能温，参、芪不能补，熟地嫌其腻，其治疗非辛不可，所以仲景尝用旋覆花汤、桂枝加芍药汤、桂枝加大黄汤治疗肝络、脾络瘀阻时都喜用桂枝、生姜、葱等辛散之品，佐以活血之药而取效；若久病不愈，形成干血、瘀结、包块等，使血无凝着，气可宣通，从而松动病根。常选的药物有鳖甲、露蜂房、蜣螂、土鳖虫、水蛭、虻虫等。

73 承气汤及其行化方辨析

张仲景创制大承气汤、小承气汤、调胃承气汤、桃核承气汤四方，首开攻下法之先河，后世医家据此创制新方略多。现据手头资料及经验将各方之功能异同辨析于下。

张仲景所创大承气汤、小承气汤、调胃承气汤主治均属阳热气分证，三方异同在于：大承气汤为苦寒泻热峻剂，小承气汤为苦寒泻下之缓剂，调胃承气则为苦寒缓泻剂，可用于胃腑燥热，太阳病汗不解，加之胃肠燥热初结不吐不下者。大承气汤证为痞、满、燥、实、坚俱全，小承气汤证以痞、满、实为主，调胃承气汤证则以燥、坚、实为主。桃核承气汤则为通下瘀热而设，主治热结膀胱，其人如狂之蓄血证。

俞慎初白虎承气汤能治阳明经腑两热，一清胃经之燥热，一泻胃腑之实火，可谓疗津燥便秘、胃火炽盛之良方。

宣白承气汤即宣肺承气，可疗阳明温病，喘促不安，痰涎壅盛，脉右寸实大而肺气不得降者。该方出自《温病条辨》，由生石膏、生大黄、杏仁粉、瓜蒌皮组成。

吴鞠通桃仁承气汤则主为急下肠中瘀热而设，药由生大黄、芒硝、桃仁、当归、芍药、牡丹皮组成。

增液承气汤则由大黄、芒硝、玄参、麦冬、生地组成，功能通导大便，滋阴增液，主治温病热结阴亏，燥屎不行，阴亏液涸，腹满胀痛者。

牛黄承气汤为清热泻下剂，主治邪闭心包，神昏谵语、循衣摸床，大便秘结，饮不解渴，属阳亢证兼及血分者。药由安宫牛黄丸化开调生大黄末组成。其意在承气而兼以清神。

三仁承气汤为缓泻剂，治疗脾约证，属脾脏热结者，主要用于发汗利尿太过，胆火炽盛，大便秘结，是治疗津枯便秘的有效方剂。

陷胸承气汤为清肺泻肠剂，疗胸满腹胀，神昏谵语，便秘，肺伏痰火，肺病及腑者。

犀连承气汤为清心泻肠剂，疗心包有热，重则蒙闭。

解毒承气汤为峻下热毒剂，主治流行瘟疫，为泻火逐毒、三焦通治之妙方。

养荣承气汤为滋阴润燥剂，能泻热通便，疗数下亡阴，余热未除而里热仍在者。

护胃承气汤为清下剂，用于下后数日而热不退者。

三一承气汤出自《黄帝素问宣明论方》，由大黄、芒硝、厚朴、枳实、甘草等药组成，系合三承气为一方，可疗伤寒腹满、咽干烦躁、谵妄、便秘溲赤、热甚咳嗽、口舌生疮、小儿惊风等证。

黄龙汤即归参承气汤，原载《伤寒六书》，为补益攻下的代表方，以攻为主，而补次之，用于阳明腑实而失于攻下，同时气血已虚者。

加减桃仁承气汤可疗瘀热在里而心烦兼神志不清者，此方能逐血分之瘀热，服后可下黑粪。

导赤承气汤由赤芍、生地、大黄、黄连、黄柏、芒硝组成，为清心泻下剂，可疗阳明病热壅小肠，大便不通，小便赤痛，温甚时烦者。复方大承气汤由天津市南开医院创制，为通里攻下剂，其病理为热结肠腑，腑气不通。该方行气活血，为攻下逐饮兼用方，其中重用莱菔子一味为本方一大特点。

槟榔承气汤由小承气汤加槟榔而成，方中重用槟榔以增杀虫之效，可治疗绦虫、蛔虫、鞭虫等症。

参附承气汤为补益攻下剂，为小承气汤加味而成，适用于心虚邪实之证，患者体质素弱，脉沉细无力者，此方能开胃肠，通腑气，排除积气，消除腹痛。

总之，承气诸方，皆有大黄一味，泻下积滞，当贯穿承气诸方之通治。《本经》云："大黄下瘀血……荡涤肠胃，推陈至新。"《大明本草》曰："宣通一切气，调血脉……热瘀。"现代药理研究证明，该药含蒽醌衍生物及鞣质等，能刺激肠壁，引起肠壁收缩，使分泌增加。使用得当，则取效迅速。

74 张仲景通利方治疗下利探讨

用具有通利作用的方剂治疗下利，即通因通用法，属中医反治法，又称"从治"法则，即在疾病的临床症状的性质和疾病的本质相反的情况下，顺从其症状性质而治的一种方法，故《素问·至真要大论》云："逆者正治，从者反治。"对治疗下利，张仲景除用止利方剂这一正治常法外，还善于以通利方剂治之，现将具体治疗方剂归纳总结如下。

（一）辛温通表法——葛根汤

1. 原文

太阳与阳明合病者，必自下利，葛根汤主之。

2. 探讨

本证乃风寒外束太阳之表，内迫阳明大肠，致使大肠传导失职，水谷不别而下利，属表里同病，自当用葛根汤发汗解表，通汗窍祛邪，以使表解窍通而里自和，下利自愈。故《医宗金鉴》说："太阳与阳明合病者，表里之气，升降失常故下利也，治法解太阳之表，表解而阳明之里自和矣。"

（二）通阳利水法——五苓散

1. 原文

霍乱，头痛，发热，身疼痛，热多欲饮水者，五苓散主之。

2. 探讨

霍乱吐利交作，并见头痛、发热、身疼痛，说明兼有表邪，此表邪乃属寒湿遏阻阳气，致气化不行，升降失常，津液不能上承则热多欲饮水，水液偏走于胃肠，则清浊不分而吐利交作，治当用五苓散通阳利水，两解表里使汗出，小便利，表里通达，则热去，吐利止。

（三）温阳利水法——真武汤

1. 原文

少阴病，二三日不已，至四五日，腹痛，小便不利，四肢沉重疼痛，自下利者，此为有水气。其人或喘，或小便利，或下利，或呕者，真武汤主之。

2. 探讨

少阴病二三日不已，至四五日，邪气递深，肾阳日衰，阳虚寒盛，水气不已，泛滥为患。水气浸渍胃肠则腹痛下利，治当用真武汤温肾阳，利水气。故方有执说："腹痛，小便不利，阴寒内甚，湿甚而水不行也。四肢沉重疼痛，寒湿内渗，又复外薄也。自下利者，湿既甚而水不行，则与谷不分清，故曰此为有水气也。或为诸证，大约水性泛滥，无所不之散也。"

（四）育阴利水法——猪苓汤

1. 原文

少阴病，下利六七日，咳而呕渴，心烦不得眠者，猪苓汤主之。

2. 探讨

本证下利，伴有咳而呕渴，心烦不得眠，为阴虚有热兼水气证。水气偏渗于大肠则下利，故方用猪苓、茯苓、泽泻、滑石利水化气，阿胶育阴扶正。故《医宗金鉴》说："凡少阴下利清谷，咳而呕渴，属寒饮也。今少阴病六七日，下利粘秽，咳而呕渴，烦不得眠，是少阴热饮为病也。饮热相搏，上攻则呕，下攻则利，热耗津液故渴，热扰于心故烦不得眠。宜猪苓汤利水滋燥，饮热之证皆可愈矣。"

（五）苦寒通下法——大承气汤

1. 原文

少阴病，自利清水，色纯青，心下必痛，急下之，宜大承气汤。阳明、少阴合病，必下利，其脉不负者，为顺也。负者，失也。互相克贼，名为负也。脉滑而数者，有宿食也，当下之，宜大承气汤。

2. 探讨

阳明烦热，内有宿食，耗伤真阴，迫液旁流，所以自利纯属清水，不夹渣滓，而且颜色青黑，所以当急下阳明之实，以救垂绝之真阴。只有实邪去，利始能止，阴始能存。

（六）攻逐水饮法——甘遂半夏汤

1. 原文

病者脉伏，其人欲自利，利反快，虽利，心下续坚满，此为留饮欲去故也，甘遂半夏汤主之。

2. 探讨

由于水饮停留，阳气不通，所以患者脉伏。假如留饮脉伏之证，未经攻下逐邪，忽然欲自下利，利后稍觉舒快，此为留饮有欲去之势。但虽然下利，病根并未得除，当此之时，宜攻破利导之剂，下而去之，以绝病根，故治以甘遂半夏汤。方中甘遂攻逐水饮，半夏散结除痰，芍药、甘草、白蜜酸收甘缓以安中。但甘遂与甘草相反而同用者，取其相反相成，俾激发留饮得以尽去。

（七）涤饮通肺法——小青龙汤

1. 原文

伤寒表不解，心下有水气，干呕，发热而咳，或渴，或利……小青龙汤主之。

2. 探讨

肺主气，与大肠相表里。若肺气被邪所阻，不能正常宣发肃降，则大肠传导失司而致泻。治当用小青龙汤温肺化饮，通达肺气，方中麻黄、桂枝、芍药宣肺散表以通肺。干姜、五味子、细辛、半夏、甘草温肺化饮以通肺。邪祛饮化，肺气畅通，宣肃肺复常，则大肠亦能正常传导，下利自止矣。

（八）化瘀通脉法——硝石矾石散

1. 原文

黑疸，其腹胀如水状，大便必黑，时溏，此女劳之病，非水也，腹满者难治，硝石矾石散主之。

2. 探讨

本条为女劳疸兼瘀血之证治，其大便时溏，就属肠络瘀阻所致。方中硝石能通脉化瘀，矾石通脉除湿，二药合用，具有化瘀祛湿之功。肠络通达，传导复常，则溏便不作。

（九）疏通气机法——四逆散

1. 原文

少阴病，四逆，其人或咳，或悸，或小便不利，或腹中痛，或泄利下重者，四逆散主之。

2. 探讨

四逆散用于气滞致泻。气滞本应便秘，若见泄泻，则其治疗亦用疏通之法。本证下利就是属于肝失条达，气机郁滞，疏泄失司，阳不外达，肠道欲泄不能，故用四逆散。方中柴胡疏肝解郁，枳实行气通腑，芍药和营柔肝，甘草缓急和中，加用薤白辛散以增强疏通气机之功用。诸药合用，共奏通达气机之功。

75　肾气丸的创立奠定了补肾学说的临床基础和理论基础

张仲景创制的肾气丸，使"壮水之主，以制阳光；盖火之源，以消阴翳"之论付诸临床，其方中药物严谨成熟的配伍，阳中求阴，阴中求阳，阴阳相生，刚柔相济，十分符合肾命元气的生理病理，成为中医补肾的第一方，奠定了日后中医发展迅速且内容十分精彩的补肾学说的临床基础和理论基础。

（一）肾气丸的方药组成

干地黄八两，山药、山茱萸各四两，泽泻、牡丹皮及茯苓各三两，桂枝、附子（炮）各一两。上八味末之，炼蜜和丸梧子大，酒下十五丸，加至二十五丸，日再服。

（二）历代医家在此方基础上灵活化裁，创制了许多补肾名方

1. 六味地黄丸

宋代医家钱乙在《颅囟经》的影响下，认为小儿在生理上为纯阳之体。用药切忌香窜，补之多以柔润，故去肾气丸中的附、桂之温燥，取六味之柔润，以补肾，创制六味地黄丸。后世医家对此推崇备至，奉为补肾阴的圣方，广泛应用于临床。

2. 济生肾气丸

南宋严用和认为肾气丸治水又嫌其利之不足，故加牛膝、车前子（即济生肾气丸），以引水下趋，而达气化水行之效，用来治疗肾虚水肿、腰重脚肿、小便不利等证。

3. 十补丸

南宋严用和认为肾气丸加五味子、鹿茸（即十补丸）可以加强补肾中真元亏损功能，用于治疗肾元大亏，精气不足所致的面色黧黑、足冷脚肿、耳鸣耳聋、肢体羸弱、腰背疼痛、小便不利等症。

4. 加减肾气丸

南宋严用和将肾气丸去附子，加鹿角、沉香、五味子组成加减肾气丸。其认为肾为水火之宅，肾水不足，火必浮越，故肾虚虚火上浮者，当引火归原。本方用于治疗劳伤肾经、

肾水不足、心火自炎、口舌焦干、多渴而利、精神恍惚、面赤心烦、腰痛脚弱、肢体羸瘦等证。

5. 益阴肾气丸

此方由金元时期的李东垣去肾气丸中的桂、附加当归、生地、柴胡、五味子而成，用于治疗肝肾虚弱，目暗不明。

6. 大补阴丸

元代朱丹溪是继钱乙之后倡导养阴派的大师，持"阳常有余，阴常不足"之说，谆谆告诫勿动相火，当注重保存阴精，故嫌六味地黄丸滋阴潜降不足，而创大补阴丸，用龟甲、熟地黄、猪骨髓滋腻厚味之品，填补肾精，用黄柏、知母直入肾中折其火势，以达滋阴降火、保存阴精的目的。主治骨蒸潮热、盗汗、咳嗽咯血、吐血，或烦热易饥、舌红少苔、尺脉数而有力等症。

7. 滋阴大补丸

此方由六味地黄丸去牡丹皮、泽泻，加肉苁蓉、巴戟天、石菖蒲、远志、枸杞子、杜仲、牛膝、五味子、小茴香、大枣组成，由元代朱丹溪创制，意在平补肾中阴阳，以治阴阳俱损所致的神倦乏力、筋弱腿软、腰膝沉重、体瘦食少、发热盗汗、遗精白浊、牙齿浮动等症。

8. 八物肾气丸

本方由元代朱丹溪创制。由肾气丸去附子加五味子而成，主治肾气不足，虚火浮动所致神疲乏力，或发热时作、口舌生疮、牙龈溃烂、咽喉作痛、肢体消瘦、面色憔悴、夜寐汗出等。

9. 滋肾生肝饮

本方由明代薛己创制。方由六味地黄丸合逍遥丸加五味子而成，主治妇女郁怒伤肝，肝郁及脾，血虚气滞所致月经不调、两胁胀闷等症。

薛己善用肾气丸、六味地黄丸和十补丸。治发热，察其无火，便用肾气丸；察其无水，便用六味地黄丸；左尺脉虚弱而细数者，是肾水不足，宜用六味地黄丸；右尺脉迟软或沉细而欲绝者，是命火亏虚，宜用肾气丸；至其两尺微弱，是阴阳俱虚，宜用十补丸。

10. 加减地黄丸

明代赵献可独重肾命水火，奉六味地黄丸为补水神剂、肾气丸补火为神剂。认为凡肾水虚，不足制火者，非六味地黄丸便无以济水，凡命门火衰，不足制水者，非肾气丸无以济气，并进一步阐明了肾中水火的关系。他在《医贯》中说："先天水火原属同宫，火以水为主，水以火为源，取之于阴者，火中求水，其精不竭；取之于阳者，水中寻火，其明不熄。"他喜用六味地黄丸加柴胡、芍药、肉桂、五味子，名为加减地黄丸，治疗疟疾，大剂一服便愈。

11. 右归丸、右归饮、左归丸、左归饮、大补元煎、当归地黄丸、归肾丸、固阴煎、秘元煎、赞育丹、全鹿丸

明代张景岳，号称温补大师，将补肾学说推至高潮，他在肾气丸和六味地黄丸的基础上推广其义，不用其方，创制了上述补肾中元阳、真阴、培本之系列方，主张对精气大损，年力俱衰，真阴内乏，虚痰假火等证，当从纯补入手，不需补中有泻。

右归丸组成：熟地黄、山药、山萸肉、枸杞子、杜仲、菟丝子、制附子、肉桂、当归、鹿胶。

左归丸组成：熟地黄、山药、山萸肉、菟丝子、枸杞子、怀牛膝、鹿角胶、龟甲胶。

大补元煎组成：人参、熟地黄、山萸肉、枸杞子、杜仲、当归、炙甘草。

当归地黄丸组成：熟地黄、山萸肉、杜仲、牛膝、山药、甘草。

秘元煎组成：远志、山药、芡实、酸枣仁、白术、茯苓、甘草、人参、五味子、金樱子。

固阴煎组成：熟地黄、菟丝子、山萸肉、五味子、远志、人参、山药、甘草。

赞育丸组成：熟地黄、白术、当归、枸杞子、杜仲、仙茅、淫羊藿、巴戟天、山萸肉、炒韭子、蛇床子、肉桂。

全鹿丸组成：鹿、人参、白术、茯苓、炙甘草、当归、川芎、生地黄、熟地黄、黄芪、菟丝子、五味子、锁阳、肉苁蓉、补骨脂、巴戟天、葫芦巴、覆盆子、楮实子、秋石、陈皮、续断、川椒、小茴香、沉香、青盐。

12. 滋水清肝饮、疏肝益肾汤、益阴地黄丸、益阴地黄汤、人参补肺汤、七味都气丸、九味地黄丸、滋阴肾气丸

上述诸方，系清代高鼓峰等结合前人运用肾气丸和六味地黄丸的经验，结合临床经验创制而成，从而丰富了补肾学说的内容。

滋水清肝饮，由六味地黄丸加柴胡、白芍、当归、栀子、酸枣仁而成，主治气郁阴虚火旺。

疏肝益肾汤由六味地黄丸加柴胡、白芍而成，主治滋水清肝饮。

益阴地黄丸由六味地黄丸加五味子、生地黄、柴胡而成，主治肝肾阴虚之耳内痒痛流水、眼昏、痰喘或热渴便秘等。

益阴地黄汤由六味地黄丸加当归、生地黄、五味子、甘草而成，主治肝肾阴虚火旺之日晡发热等症。

人参补肺汤由六味地黄丸去泽泻合生脉散，加黄芪、当归、白术、陈皮、甘草、姜等而成，主治肺肾两亏、虚火上炎的咳嗽、吐脓血等症。

七味都气丸由六味地黄丸加五味子而成，主治肺肾阴虚气喘兼有面赤呃逆者。

九味地黄丸由六味地黄丸去泽泻，加当归、川芎、川楝子、使君子而成，主治肾虚。

滋阴肾气丸由六味地黄丸加当归、柴胡、五味子、生地黄、朱砂去山萸肉而成，主治神水宽大且生黑花、神水淡白、如雾中行等。

13. 知柏地黄丸

由吴谦用六味地黄丸加知母、黄柏创制而成，功能滋阴降火。

14. 杞菊地黄丸

《医级》载由六味地黄丸加枸杞子、菊花组成，治疗肝肾阴虚之目昏眼花等目疾。

15. 八仙长寿丸

《医级》载由六味地黄丸加麦冬、五味子组成，对于肺肾阴虚咳嗽等证有良效。

（三）结语

综上所述，肾气丸的创制，特别是宋代医家钱乙在此方基础上去附、桂化裁成六味地黄丸后，给后世医家补肾学说增添异彩，为进一步丰富补肾学说带来扎实的临床及理论基础提供了经典论据。后世补肾无不用肾气丸或六味地黄丸，特别是明代医家张介宾在《景岳全书》中说："补方之制，补其虚也。凡气虚者宜补其上，人参黄芪之属是也。精虚者宜补其下，熟地枸杞之属是也。阳虚者宜补而兼暖，桂附干姜之属是也。阴虚者宜补而兼清，门冬芍药生地之属是也。此因阴阳之治辨也。其有气因精而虚者，自当补精以化气；精因气而虚者，自当补气以生精。又有阳失阴而离者，不补阴何以救散亡之气？水失火而败者，不补火何以苏垂寂之阴？此又阴阳相济之妙用也。故善补阳者，必于阴中求阳，则阳得阴助而生化无穷；善补阴者，必于阳中求阴，则阴得阳升而泉源不竭。"此篇宏论，将补肾学说推向极致，无怪乎后世医家又将张介宾推崇为"温补大师"。至于明代医家赵献可，虽立足于阐发立斋之学，但独重于肾水命火，他对肾气丸、六味地黄丸的关爱，则到了无以复加的地步，他说："此有形之水，沃无形之火，当而可久者也。是为真水真火，升降得宜，而成既济矣。医家不悟先天太极之真体，不穷无形水火之妙用，而不能用六味、八味之神剂者，其于医理，尚欠大半。"八味者，八味肾气丸是也。

张仲景创制的肾气丸，给后世创立补肾学说，奠定了经典的临床基础和理论基础，特别经明清医家发挥和创新，从而使补肾学说更加丰富和完善。

76 从肾气丸证治谈张仲景异病同治原理

张仲景《伤寒杂病论》中体现异病同治的方剂很多，据统计，在《金匮要略》中体现异病同治的方剂共有肾气丸等 21 首，有关异病同治的条文，在全书有方有药的 208 条条文中，就占 56 条，可见异病同治是张仲景活用方剂的重要方法之一。

兹以肾气丸证治为例，谈一谈张仲景异病同治的原理。

虚劳腰痛，少腹拘急，小便不利者，八味肾气丸主之。

夫短气有微饮，当从小便去之，苓桂术甘汤主之，肾气丸亦主之。男子消渴，小便反多，以饮一斗，小便一斗，肾气丸主之。

崔氏八味丸，治脚气上入少腹不仁。

妇人病饮食如故，烦热不得卧，而反倚息……此名转胞，不得溺也，以胞系了戾，故致此病，但利小便则愈，宜肾气丸主之。

上述五种疾病，病因及症状各不相同，但其病机却相同，其证皆属于肾气不足、气化功能失常。肾气不足，下焦失其温煦，膀胱气化不及，故少腹拘急，小便不利；肾气不足，不能化水，水泛心下，微则短气；肾气不足，水饮不化，则少腹拘急不仁；肾气不能蒸腾津液以上润，又不能化气以摄水，水液偏走前阴，故饮一溲一；肾气不足，膀胱气化不及，故不得溺。肾气丸能温肾化气，补阴之虚以生气，助阳之弱以化水，肾气振奋来复，气化如常，则上述诸症皆愈，故一方而治五病。从肾气丸证治，可以看出异病同治基本原理如下：

（一）治病必求之于本

本，就是根源。万事万物，都有它的根源，世上没有无源之水，也没有无根之本。水源澄清得好，水流就会清洁；树根灌溉得好，树叶就会繁茂。这就是治本的道理。治疗疾病，也同样如此。病因是病之本，求其本，即是求其病因，所以审证求因是治病的总则。病之因，或本于阳，或本于阴，但总不外于阴阳两字，所以《内经》云："审其阴阳，以别刚柔，阳病治阴，阴病治阳，定其血气，各守其乡。"又云："必伏其所主，而先其所因。"从肾气丸方治五病来看，异病同治的因及本就在于其病理机制都是相同的，即肾气不足者都可以运用肾气丸治疗。相反，如果同一种疾病，因表现的机制不一致，其治法方药则须另择，如短气有微饮属脾胃阳虚所致者，则须用苓桂术甘汤，肾气丸就不适用了，这就是同病异治。

（二）脏腑功能特性是异病同治的病理生理基础

以肾为例：肾主水而藏精及调节水液；肾主生长、发育、生殖，肾气是维持生命活动的基本动力；肾主命火，司气化，内寓真火，为人身生化的来源；肾主纳气，为气之根；肾主骨，生髓，上开窍于耳，下开窍于二阴；肾与膀胱相表里，外应于腰，其华在发等。正因为肾脏有这么多生理功能，维系着人体生命健康，如果肾脏功能出现障碍，则表现为多种症状或疾病。例如：男子阳痿，遗精滑泄，精冷稀少；女子月经失调，宫寒不孕，滑胎小产，白带崩漏；小儿发育迟缓，五迟五软；遗尿夜尿、小便失禁，消渴多尿，水肿，哮喘，发白发脱，耳鸣耳聋，五更泄泻，脑病髓病，骨折不愈合，腰酸、腰软、膝软等。上述症状或疾病无论什么原因，无论怎样复杂，只要属于肾气不足，就可以按照治病求本原则，投予肾气丸即可治愈。

　　以上简单地以肾气丸证治探讨了异病同治的原理。由于临床上疾病种类复杂，人体的脏腑功能特点各异，病邪不断变异，但只要我们认真学习中医基础理论，掌握了治病求本、寻根溯源的辨证方法，具体问题具体分析，那么许多矛盾就可以解决于从容之中，疾病亦可以从根本上得到治疗，康复就有了希望。

77 柴胡剂群浅析

柴胡剂群，指以柴胡为主药并以柴胡命名的一类方剂，始见于《伤寒论》，代表方为小柴胡汤，是治疗少阳病的主要方剂。柴胡剂群经历代医家不断实践总结，极大地丰富和扩展了其应用范围，不仅用于伤寒，也用于杂病，是祖国医药学中非常有代表性的方剂。

（一）柴胡剂群与和法

和法与汗吐下法之专事攻邪不同，是通过和解与调和的方法，使表里寒热虚实的复杂证候，脏腑气血的偏盛得到调整，从而达到邪去病除的目的。因此，和法亦不同于补法的专事扶正。和法之用，范围广阔，方式灵活。程钟龄说："伤寒在表者可汗，在里者可下，其在半表里者，惟有和解一法焉，仲景用小柴胡汤加减是已。"这就是指"和解"而言。戴北山说："寒热并用谓之和，补泻合剂谓之和，表里双解谓之和，平其亢疠谓之和。"这是指"调和"而言，实乃广义之和法，其与柴胡剂群之和解而言是有区别的。

（二）柴胡剂群的核心方剂——小柴胡汤的基本结构与有效机制

小柴胡汤证病机，仲景早有定论，即"血弱气尽，腠理开，邪气因入，与正气相搏，结于胁下"，其病位在胆。

小柴胡汤临床运用广泛，在于其配方作用及应用指征广泛明了。张仲景说："伤寒中风，有柴胡证，但见一证便是，不必悉具。"对小柴胡汤的应用简捷明了，一针见血，用之临床，确实见效，不但如此，而且使用小柴胡汤能达到"上焦得通，津液得下，胃气因和，身濈然汗出而解"的作用。从古到今，一首方剂使用下去，就能达到使人体功能上焦通、津液下、胃气和的目的，又有几首呢？

小柴胡汤由柴胡半斤、黄芩三两、人参三两、半夏半升、炙甘草三两、生姜三两、大枣十二枚共七味药组成。按照药物的不同作用，可分为三组药。一是柴胡配黄芩，柴胡气质轻清，苦味最薄，能疏少阳之郁滞，黄芩苦寒，气味较重，能清泻胆病之郁热。二药合方，经腑并治，枢机和畅，表里双解，气郁条达，奠定了全方"通"的作用机制。二是半夏配生姜，二药辛开寓降，调理胃气，为全方打下了"达"的作用基础。三是人参、大枣、炙甘草益气和中，扶正祛邪，调理上中焦肺脾之正气，使方剂中"和"的成分陡然有增。本方寒温并用，升降协调，攻补兼施，疏利枢机，通达上下，不愧为"和剂"之祖，配方精妙，构思奇巧，特别是疗效显著，从而影响深远。

（三）柴胡剂群的其他方剂

1. 柴胡桂枝汤

本方为小柴胡汤与桂枝汤合方而成，是双解太少之剂，适用于太少合病或太少并病。主治太阳病表证未解，邪已入少阳。证见发热恶寒、肢节烦疼等，又有心烦喜呕、心下支结等少阳病。因为太少之证俱轻，加上病情已有六七天，正在朝缓解的方向发展，所以本方取小柴胡汤、桂枝汤各用半量，合剂而成，以达到调和营卫、和解枢机之功，从而解除太少两感。

2. 大柴胡汤

本方是小柴胡汤去人参、炙甘草，加芍药、枳实、大黄组成。主治少阳病不解，病邪兼入阳明，化燥成实，出现呕不止，心下急，郁郁微烦。少阳病不解，固不当用下，因兼阳明里实，又不得不下，故用大柴胡汤，即和解与通下并行之法也。

3. 柴胡加芒硝汤

本方是由小柴胡汤加芒硝组成，适用于少阳兼阳明里实热证，既见胸胁满而呕逆等少阳证，又见日晡所发潮热之阳明燥实证，治以柴胡加芒硝汤。取小柴胡汤和解少阳，条畅枢机，加芒硝泻热去实，软坚润燥。本方亦为和解少阳泻下里实双解之剂。因正气较虚，里实不甚，故较之于大柴胡汤破结攻下之力稍逊。

4. 柴胡桂枝干姜汤

本方由小柴胡汤加减变化而组成。方中柴胡、黄芩同用，能和解少阳之邪；瓜蒌根、牡蛎并用，能振奋中阳，温化寒饮。本方具有和解少阳、温化水饮之功，主要适用于少阳病兼水饮内停所致的小便不利、渴而不呕等证，本方临床应用较广，能治寒多热少或但寒不热的疟疾。

5. 柴胡加龙骨牡蛎汤

本方由小柴胡汤去甘草，加龙骨、牡蛎、茯苓、桂枝、大黄、铅丹而成，具有和解枢机、镇惊安神之功，主要用于少阳病兼烦惊证。目前本方常用于神经衰弱、精神分裂症、失眠、抑郁症等。

（四）结语

柴胡剂群的临床化裁、加减运用，后世应用相当广泛，本文仅持张仲景《伤寒杂病论》所证而例之，其实，柴胡剂群临床应用远不止如上所述。只要按照中医自身特点进行灵活变化，就能"横看成岭侧成峰"，柴胡剂群的奥妙正在于此，须细心揣摩，方能曲尽其用。

78 谈谈对苓桂剂群的认识

苓桂剂群，指张仲景《伤寒杂病论》中以茯苓、桂枝为主药的方剂。张仲景虽然提出了以苓桂为主药的一类方剂的相应证治，但文中的苓桂剂群诸方证，分别列于不同的疾病篇章，缺乏系统归纳和有机联系，使人难以掌握全面。因此，有必要加以归纳总结、全面分析，以便更深一步地指导临床。

（一）苓桂剂群的原文及药物组成

1. 茯苓桂枝白术甘草汤

伤寒若吐若下后，心下逆满，气上冲胸，起则头眩，脉沉紧，发汗则动经，身为振振摇者，茯苓桂枝白术甘草汤主之。

茯苓四两，桂枝（去皮）三两，白术二两，甘草（炙）二两。

以上四味，以水六升，煮取三升，去滓，分温三服。

2. 茯苓甘草汤

伤寒汗出而渴者，五苓散主之；不渴者，茯苓甘草汤主之。伤寒厥而心下悸，宜先治水，当服茯苓甘草汤，却治其厥，不尔，水渍入胃，必作利也。

茯苓二两，桂枝（去皮）二两，生姜（切）三两，甘草（炙）一两。

以上四味，以水四升，煮取二升，去滓，分温三服。

3. 茯苓桂枝甘草大枣汤

发汗后，其人脐下悸者，欲作奔豚，茯苓桂枝甘草大枣汤主之。

茯苓半斤，甘草（炙）二两，大枣（擘）十五枚，桂枝（去皮）四两。

上四味，以甘澜水一斗，先煮茯苓，减二升，内诸药，煮取三升，去滓，温服一升，日三服。

4. 茯苓桂枝五味甘草汤

青龙汤下已，多唾口燥，寸脉沉，尺脉微，手足厥逆，气从少腹上冲胸咽，手足痹，其面翕热如醉状，因复下流阴股，小便难，时复冒者，与茯苓桂枝五味甘草汤，治其气冲。

茯苓四两，桂枝（去皮）四两，甘草（炙）三两，五味子半斤。

上四味，以水八升，煮取三升，去滓，分温三服。

（二）教科书上的苓桂剂群的病机与主治

1. 苓桂术甘汤证

苓桂术甘汤为脾胃阳虚，水饮内停所设。胃中有停饮，故心下逆满，饮阻于中，清阳不升，故头目眩晕。水气上冲，则气上冲胸。治以苓桂术甘汤，温阳化气，健脾利水。方中茯苓渗湿利水，桂枝辛温通阳，两药合用，可以温阳化水；白术健脾燥湿，甘草和中益气，两药相协，又能补土制水。

2. 茯苓甘草汤证

本证为水渍入胃，阻遏清阳不升，故以脘痞、厥而心下悸为主症。茯苓甘草汤与前述苓桂术甘汤仅白术一药之差，用生姜意在温胃通阳以散水邪。

3. 苓桂甘枣汤证

本证为心阳虚而肾水上逆，造成水气偏胜。肾阳虚则水邪扶水气而上冲，故患者自觉脐下动悸，已有上冲心胸的趋势，所以说"欲作奔豚"。苓桂甘枣汤能补心阳，温化肾气，培土制水，平降冲逆。

4. 苓桂味甘汤证

本证由下焦阳虚，支饮上盛，虚阳浮越所致。苓桂味甘汤方中桂枝、甘草辛甘化阳，以平冲气，配茯苓引逆气下行，用五味收敛耗散之气，使虚阳不致上浮。

（三）苓桂剂群治病原理之我见

（1）苓桂剂群证的本质是脾胃阳虚。仲景曰："夫短气有微饮，当从小便去之，苓桂术甘汤主之；肾气丸亦主之。"此语一句道破天机。盖饮邪之成，有因中阳不运、水停为饮者，其本在脾；亦有下焦阳虚，不能化水，其本在肾。在脾者，苓桂剂主之；在肾者，肾气丸主之。因此，苓桂剂群证的本质在于脾胃阳虚，不言自明。

（2）苓桂剂群证的病理特点是水液代谢过程中的第一个环节出了问题。《素问·经脉别论》谓："饮入于胃，游溢精气，上输于脾，脾气散精，上归于肺，下输膀胱，水精四布，五经并行。"因此水液代谢的第一个环节出了问题，即脾胃运化失布就会导致水停为饮，首先走于肠胃。

（3）茯苓健脾渗湿，桂枝通阳化气，两药一健一通，一运一化，构成苓桂剂群的主要成分，而首开温健脾胃之法门，即通阳使水液代谢病理产物从小便中去；化气使正常水津四布。

（4）当水饮之邪乘体内脾运失司，肝木疏泄有可能太过或肾水在下跃跃欲动，出现水饮内动，气机失调，一派"走"的特征出现时，加白术之静安其中，培土制木，培土制水之理彰明，此即苓桂术甘汤也。

　　当水饮之邪内停肠胃，走动现象不明显，清阳之气有明显阻遏症状，体现出"静"的特征时，加生姜之辛以散水邪，合苓、桂，使方剂增强动感，其温阳散水之功昌明，此即茯苓甘草汤也。

　　当水饮之邪内停，本身脾胃阳虚，医者又误治发汗，最易伤津损营，阴不维阳，肝木相和，引发风动，此非白术之静能安之，而必须用大枣，取其用有三：一曰静，以平动，二曰生，以化津；三曰补，以健土。此即苓桂甘枣汤，对风生水起之欲作奔豚，有良效。当水饮内停，误服小青龙汤发散，损伤肺脏功能时，加五味子收敛肺气，此即苓桂味甘汤也。

　　以上说明，苓桂剂群是临床运用非常广泛的一组方剂，只要符合脾胃阳虚、水饮内停的基本病机，都可以茯苓、桂枝为中心化裁加减。

79　桂枝附子汤、白术附子汤、甘草附子汤作用原理浅析

●

张仲景《金匮要略·痉湿暍病脉证》说："伤寒八九日，风湿相搏，身体疼烦，不能自转侧，不呕不渴，脉浮虚而涩者，桂枝附子汤主之；若大便坚，小便自利者，去桂加白术汤主之。"又说："风湿相搏，骨节疼烦掣痛，不得屈伸，近之则痛剧，汗出短气，小便不利，恶风不欲去衣，或身微肿者，甘草附子汤主之。"三方共同点皆主治风湿，皆以附子为主药，皆有祛风胜湿、温通阳气作用。但随着三方用量的不同，配伍增减一两味，即主症就各异，体现了张仲景方剂使用上辨证细微，处方用药独具匠心，别具一格，机巧灵变，恰到好处。

（一）三方的组成异同（表3）

表3　桂枝附子汤、白术附子汤、甘草附子汤的组成异同

方剂 异同	共同处	不同处
桂枝附子汤	附子、甘草	桂枝、生姜、炙甘草
白术附子汤		大枣、白术、生姜
甘草附子汤		大枣、桂枝、白术

（二）三方的主治的异同（表4）

表4　桂枝附子汤、白术附子汤、甘草附子汤的主治的异同

方剂 异同	共同点	不同点
桂枝附子汤	均可治疗风湿相搏兼阳虚之证	偏风盛，主要作用是祛风
白术附子汤	均有祛风胜湿、温通阳气作用	偏湿盛，主要作用是祛湿
甘草附子汤		风湿俱盛，主要作用是风湿俱祛

（三）三方的作用原理

桂枝附子汤，是桂枝汤去酸寒敛阴之芍药加附子而成，方中桂枝能行营卫之气，以祛

在表之风邪；附子助阳温经，以除在表之寒湿，配甘草、生姜、大枣，调和营卫，以理表虚，使风湿之邪从外而解。由于桂枝附子汤证是由阳虚风邪偏盛所致，风湿相持在表，利在速去，故用附子三枚，并伍以桂枝，温经通阳，使湿邪得阳气蒸发而从外散。

白术附子汤，是桂枝汤去桂枝、白芍，加苦温燥湿之白术及温通阳气之附子而成。白术与附子配合，共逐皮间之寒湿，用甘草、大枣、生姜调和营卫，使水气走皮中，故寒湿之邪能从外而解。白术附子汤证的病机要点是湿邪偏盛，故其方中用药要义是附子一枚半配伍白术，达到温阳祛湿之目的。

甘草附子汤主治阳虚风湿俱盛证，故方中桂枝、白术、附子并用，表里俱走，祛风除湿，温经通阳。以甘草名之者，取其甘以缓急，意在缓而行之也。

从上述三方作用机制来看，仲景用药十分有法度，如风邪偏盛，治宜速决，则重用桂枝达四两，湿邪偏盛，则加白术，共逐皮间水气，风湿俱盛，则桂枝、白术同用，合奏共祛在表风邪及在里之湿邪，使风湿之邪从内外分解。张仲景处方用药处处体现了因势利导和辨证施治原则。

（四）三方临床运用指征

桂枝附子汤证，以身体疼烦，不能自转侧，脉浮虚而涩为主要临床运用指征；白术附子汤证，本证除具有前证一派阳虚寒象外，尚有"大便坚，小便自利"等症状；甘草附子汤证，以汗出、恶风不欲去衣，骨节烦疼，掣痛不得屈伸，近之则痛剧，短气小便不利，身微肿等为主要应用指征。

三方现代皆可治疗风湿性关节炎、类风湿关节炎、坐骨神经痛、骨质增生。所不同者，桂枝附子汤证以烦疼而剧烈为特点；白术附子汤证以烦疼且重为特点；甘草附子汤证则主要表现在骨节，并以近之则剧为审机要点，是其别也。

80 张仲景寒热互用方剂探析

张仲景方剂方药组成严谨，临床效果显著，特别是应用寒凉药与温热药互相配合的方剂占了相当一部分，为后世制定和应用寒热互用的药方提供了理论基础，丰富了辨证施治、处方用药的方法。

（一）寒热药互相配合的依据

寒者温之、热者寒之是中医治疗单纯寒证、热证的治疗方法。但在临床上，病性表现往往错综复杂，即寒热交织，这些交织错杂的寒热之邪或征象，或在表里，或在上下，或在阴阳，此时单纯用寒凉药或温热药则着实难能兼顾，只有采取同一方剂中寒热药物互相配合并进才能消除患者复杂的病情，解决矛盾。

（二）寒热药互用方剂在《伤寒杂病论》中的运用（表5）

表 5　寒热药互用方剂在《伤寒杂病论》中的运用

方名	主要组成		主治	备注
	寒药	热药		
大青龙汤	石膏	麻黄、桂枝	伤寒表实兼内热烦躁、无汗	表寒里热俱重，故寒热药量重
桂枝二越婢一汤	石膏	麻黄、桂枝	表郁生热轻证，发热恶寒，热多寒少	表寒里热俱重，故寒热药量轻
半夏泻心汤	黄连、黄芩	半夏、干姜	寒热互结的痞证	着重于一个"结"字
附子泻心汤	大黄、黄连、黄芩	附子	热痞兼表阳虚之恶寒、汗出	温阳为主、清热为次，寒热并用，药虽同行而功效各奏
黄连汤	黄连	干姜、桂枝、半夏	胸中有热，胃中有邪气之腹痛、欲呕吐	寒热格拒于上下，方用桂枝一个通字
炙甘草汤	生地黄、麦冬阿胶	桂枝、生姜、清酒	阴阳两虚之心悸、脉结代	阴不得阳则不生，阳不得阴则不长，此方通阳以利血脉，滋阴而无滞结
白通加猪胆汁汤	猪胆汁	干姜、附子	阴盛格阳证见利不止，厥逆无脉	借寒药反佐，引阳药直入阴分，使阴阳不发生格拒
乌梅丸	黄连、黄柏	桂枝、干姜、附子、川椒、细辛	寒热错杂的久痢及蛔厥	病机要点是上热下寒，寒热错杂
干姜芩连汤	黄连、黄芩	干姜	上热被下寒格拒证之食入即呕吐	典型的寒热并用，辛开苦降
栀子干姜汤	栀子	干姜	胸膈有热，腹中有寒证	热者寒之，寒者热之，并行而不悖

续表

方名	主要组成		主治	备注
	寒药	热药		
白虎加桂枝汤	知母、石膏	桂枝	里热表寒之温疟	桂枝解表邪
桂枝芍药知母汤	知母	麻黄、桂枝、附子、防风	风湿郁久化热伤阴之历节病	着重在一个"郁久"不通滞而生热
肾气丸	地黄	附子、桂枝	肾气不足证	方在于助阳之弱以化水，滋阴之虚以生气
小青龙加石膏汤	石膏	麻黄、桂枝、细辛、干姜、半夏	寒饮挟热的喘证	郁久化热，选择石膏解饮热互结
黄土汤	黄芩、地黄、阿胶	附子	虚寒便血	黄芩有二用：一反佐，防温燥动血，二清凉止血
薏苡附子败酱散	败酱	附子	肠痈脓成	重用败酱败毒排脓，轻用附子振奋阳气辛热散结

以上粗略地将《伤寒杂病论》中寒热互用有代表性的方剂列表于上，便于比较分析。

（三）几点体会

（1）寒与热是一对相互矛盾对立的证候。"阳胜则热""阴胜则寒"，人体之阴阳寒热须保持一定的平衡，如果这种平衡一旦受到破坏，则会产生阴阳寒热的偏胜。对寒热错杂之征，有在表、在里之别，又有上下之别。

在表者，多属表寒郁滞，滞久郁阳不通，最易化热，故多以麻桂合化，取麻黄发散、桂枝通阳，再加石膏清泻透热，构成了仲景对郁滞日久化热的独特治法，大青龙汤证、越婢汤证及小青龙加石膏汤证均是如此。

至于寒热错杂在里，则上热的往往容易导致下寒，这是因为人体内的阴阳是处于相对平衡的状态，如果在上之阳气被郁而不能下达，则往往导致下焦的阳气不足而生内寒，是以上热下寒或寒热相格，仲景方中都喜用黄连、黄芩与附子、干姜、桂枝等相配伍。如寒热错杂郁滞于中，仲景则在上述用药基础上喜用半夏，半夏之降，最合脾胃之性，阴阳升降理顺，则诸寒热之邪自解，阴阳自和，诸症自愈。

（2）人体的阴阳是互根的。"阳根于阴，阴根于阳"，二者均不能孤立存在，且须相互依存。若一旦阳损及阴或阴伤及阳，其用药必须阴阳寒热互用，如地黄配附子、人参配桂枝、阿胶伍生姜等，即张景岳所谓："善补阳者，故于阴中求阳，则阳得阴助而生化无穷；善补阴者，必于阳中求阴，以阴得阳升而泉源不竭。"这种阴阳互配关系可谓中医配方理论之经典，炙甘草汤、肾气丸类配方即是如此。如阴阳格拒，就要在大量回阳救逆药物面前，用咸寒之药引阳入阴，如通脉汤、白通汤中加人尿、猪胆汁即是如此。

（3）寒证用热药，热证用寒药，如果寒热证情表现不十分矛盾，交织突出，则寒热异其气，生熟异其性，可简单地用寒药和热药杂于一方，药虽同行而功效各奏，切免杂乱堆垒，鱼龙混杂，使效力大减，如栀子干姜汤即是如此。

（4）寒热药相伍还有一个重要特性，即并不运用于寒热错杂证，主要是去性存用，如麻黄善平咳喘，如在大量的石膏面前，则其辛温之性自被监制，只剩平咳止喘作用了，如麻杏石甘汤等方即是此用。

（5）寒热互用尚可调节各自偏性，监制毒性，相互制约，消除或缓和其对人体的不利因素。如黄土汤中附子配黄芩治疗便血，黄芩即可监制附子燥烈迫血妄行之性，而更好地发挥附子温阳扶正的作用。

（6）寒热错杂最易损伤人体正气，特别是首伤脾胃，所以仲景喜用人参扶正。

总之，方药为治病手段，病情既存矛盾，用药也必须予以适用。表寒用温散，里热须清泻，上热应清上，下寒必温下，阴盛于内应温里祛寒，阳格在外应引阳入阴，不足者补之，这样才能使阴阳寒热从不平衡归于平衡，由互相矛盾而归于统一，而并不存在寒药与热药同用会出现相互克制，抵消效用的问题。何梦瑶《医碥》说得好："寒热并用者，因其寒热之邪夹杂于内，不得不用寒热夹杂之剂，古人每多如此，昧者訾为杂乱，乃无识也"。

81　从方剂学角度论仲景治虚劳重在脾肾

凡是由于劳伤所致的慢性衰弱疾病，皆称为虚劳。虚劳的致病原因，祖国医学记载颇多，但归纳起来不越仲景所出三条：一者为内所因；二者为外皮肤所中；三者为房室等所伤。

内所因方面：如仲景说"夫失精家，少腹强急，阴头寒，目眩，发落，脉极虚芤迟，为清谷、亡血、失精……"本条的清谷、亡血、失精皆为内部脏腑之病，由于精血化生乏源，加之不断丧失，即可导致虚劳的发生或使其病情加重，因其病在脏腑，故认为是内所因之列。

外皮肤所中方面：如仲景所述"经络营卫气伤"及"风气百疾"，是指虚劳由于正气不足，抗病能力减退，而感受外邪所出现的躯体外部经络的病变，故可谓是外皮肤所中之例。但应看到，外感疾病所谓"风气百疾"，因损伤经络营卫之气，日久则会引起脏腑病变，而导致虚损性疾病。

房室等所伤方面：按仲景所述"食伤、忧伤、饮伤、房室伤、饥伤、劳伤"及"五劳虚极"等，由于这些病因无客气邪风致病的那种传变规律，常常是直接引起脏腑发病，且多合并五脏虚损，故这类病因可视作虚劳的主要致病原因。

由于虚劳是由五脏气血虚损引起的，其证型临床上可概括为气虚、血虚、阴虚、阳虚、阴阳两虚等类型，不仅病情复杂，辨证困难，而且在治疗上，亦难以达到预期的效果。但是通过分析仲景《金匮要略·血痹虚劳病脉证并治》所治虚劳病的七个方剂中，有五方是重在补益脾肾，尤重在补益阳气，说明仲景治虚劳是把补益脾肾作为根本大法。试举《金匮要略·血痹虚劳病脉证并治》的方药运用如下，以资证明。

薯蓣丸：本方专用山药（薯蓣）健脾补脾，调补中气，并用人参、白术、茯苓、甘草四味药物（即后世所言的健脾方剂四君子汤）与山药相合，增强补脾胃之气的功能，选用生姜、大枣、豆卷益脾和中，配合当归、阿胶、地黄、芍药、桂枝、柴胡、桔梗、麦冬、杏仁等药，共奏健脾益气、温肾补血、疏散表邪之功。该方主治在脾，兼顾肾气，调理气血，和调阴阳，对阴阳表里气血不足之虚劳病，疗效显著。现代研究证实本方具有抗氧化、提高机体免疫功能、调整机体功能等作用。

小建中汤、黄芪建中汤、桂枝加龙骨牡蛎汤三方皆用甘草、大枣、生姜补中运气，桂枝理脾调中、温阳化气，芍药益营敛阴，或加饴糖甘温补中，或加黄芪温中补脾，或加龙骨、牡蛎敛精潜神，目的都在于建立中气，使中气得运，阴阳协调，虚劳寒热之证自然随之消失。三方重在建中，目的就是建立中焦脾胃之气，而起到补阴阳气血之作用，以达到治疗气血阴阳俱损的虚劳病之目的。现代研究该三方具有提高机体免疫功能及抗自由基等作用。

肾气丸：方中重用干地黄以养血滋阴、填精益髓，附子温肾助阳、温阳化气，两药相伍，乃阴中求阳，阳中求阴，阳生阴化，使肾中阴阳平衡，互根有序，以使肾气主持阴阳和合之职。方中山茱萸补肾，桂枝温阳；山药健脾，茯苓渗湿；牡丹皮清泻，泽泻利浊。诸药相合，温补而不燥烈，滋濡不恋腻，助阳之中生水化水，荣阴之中生气化气，使肾阴得补，肾阳得盈，阴阳和合肾气有主，善疗肾脏阴阳俱虚之虚劳病。现代研究证实，本方具有显著的增强免疫功能、改善微循环、防止动脉硬化、养生保健及改善肾上腺功能等作用。

以上仲景所列诸方不仅是后世理虚救损的常用方，还是一些内伤杂病行之有效的良方。这些方剂治疗虚劳病的作用机制有一个显著的特点，就是从脾肾入手，治重脾肾。这是因为肾为先天之本，是真阴真阳所寄之处；脾胃为后天之本，是气血营卫生化之源，故补益脾肾，是虚劳的治本之法。

参 考 文 献

[1] 柯雪帆，赵章忠，张玉萍，等.《伤寒论》和《金匮要略》中的药物剂量问题[J]. 上海中医药杂志，1983，12（28）：36-38.

[2] 单玉堂. 伤寒论针灸配穴选注[M]. 北京：人民卫生出版社，2015.

[3] 王晓鸽，唐旭东，王凤云. 甘草泻心汤"异病同治"应用机理探讨[J]. 中医杂志，2015，3（3）：189-192.

[4] 刘鹤一.《伤寒论》值得认真钻研[J]. 新医药学杂志，1978，（1）：25.

[5] 周庚生. "肝病实脾"的理论在治疗慢性肝炎中的应用[J]. 新中医，1981，4（6）：3.

[6] 松原正纮. 麻黄的发汗与利尿作用[J]. 国外医学·中医中药分册，1983，（2），51.

[7] 任应秋. 伤寒论治类诠[J]. 上海：上海科学技术出版社，1959：180.

[8] 潘华信. 燥咳论治[J]. 浙江中医杂志，1982，11（12）：495.

[9] 周佑先. 麻黄的临床应用[J]. 辽宁中医，1979，4：38.

[10] 松原正纮. 麻黄的发汗作用和利尿作用[J]. 汉方（日文）临床，1980：211.

[11] 李在邠，李选华，徐文富. 葛根芩连汤的抗心律失常作用[J]. 吉林中医药，1986，6：30.

[12] 王爱芳. 对白虎汤清热原理及知母退热成分的初步研究[J]. 上海中医药杂志，1981，（6）：44.

[13] 姜延良. 中医研究参考[M]. 内部资料，1974，4：65.

[14] 冉雪峰. 冉注伤寒论[M]. 北京：科学技术文献出版社，1982：583.

[15] 吴仪洛. 本草从新[M]. 上海：上海科学技术出版社，1958，12（1）：62.

[16] 陈修园. 神农本草经读[M]. 福州：福建科学技术出版社，1982，3（1）：89.

[17] 冉小峰，等. 历代名医良方注释[M]. 北京：科学技术文献出版社，1983，5（1）：165.

[18] 周岩. 本草思辨录[M]. 北京：人民卫生出版社，1960：91.

[19] 何任. 杏苑琐忆——治验案摘录·肠覃[J]. 中国医药学报，1986，（2）：21.

[20] 严兆昌. 四逆散为主治疗小儿发热肢厥[J]. 湖北中医杂志，1981，（6）：30-31.

[21] 余日新，涂善优. 四逆散主证'四逆'小议[J]. 河南中医，1985，（4）：13.

[22] 傅书勤，刘文普，童运科，等. 少阴化热证——四逆散临床疗效分析[J]. 辽宁中医杂志，1986，（7）：22-23.

[23] 沈兆科. 叶天士治疗发热致厥的特点[J]. 福建中医药，2010，（5）：18-19.

[24] 杨钟发. 对蓄水证之浅见[J]. 陕西中医，1982，（2）：21.

发皇古义　融会新知

——写在《张仲景方剂研究》出版之际

笔者于 20 世纪 80 年代中医学院毕业，从事中医临床工作，热爱中医药事业，近 40 多年来，潜心研究中医经典，将多年研究成果汇集编成《张仲景方剂研究》，特向读者慎重推荐。

（一）善于质疑并勇于析疑

张仲景方剂流传至今已近 2000 年，成为中医必读之经典，很多人以为圣人著作，字字珠玑，深文奥义，奉经方为圭臬，崇尚用经方使用原药原量，不事加减。本人在研究中尊重历史和现实，对囿于时代和科技水平的局限之处及历来伤寒名家注释，大胆质疑。在"关于少阳腑证"一文中，对只有经证，未有腑证提出质疑。"厥阴病实质之我见"一文中，指出仲景的论述不够精辟，起码是有论无方。而在"《伤寒论》四逆散用枳实浅议"一文中，就伤寒名家对《伤寒论》318 条所载四逆证的争议，指出关键在于未能全面把握枳实在方中的作用。如此等等。

更为难能可贵之处在于本书勇于析疑，在"关于少阳腑证"一文中，大胆分析邪从少阳之经传入少阳胆腑，致胆腑疏泄、通降的功能失调，亦可使胆汁郁滞而泻，结而成实，或邪从少阳之经传入三焦之腑，致气血不行，决渎失司，水道不通而饮结于胸，皆可形成少阳病腑实证。且囿于当时的医疗条件和检测水平，无法看到胆囊有结石和脓性胆汁、泥沙等，因而对少阳腑证的认识缺乏底气。并指出，少阳腑证与急性胆囊炎、胆石症，甚至急性化脓性胰腺炎等病是一致的。同样在"厥阴病实质之我见"中，指出厥阴病是热厥证，其实质是邪闭营血，"热极阴竭"，并提出吴鞠通《温病条辨》第 14 条"下焦温病，热深厥甚脉细促，心中大动。甚则心中痛者，三甲复脉汤主之"，是对伤寒厥阴病治疗的最好补充。而在"桂枝加芍药汤、桂枝加大黄汤功用探析"一文中，分析指出，桂枝加芍药汤证和桂枝加大黄证的病机均是脾阴亏虚所致，两方都有滋养脾阴的功效，破除了"桂枝加芍药汤是解表和脾之剂、桂枝加大黄汤为解表攻下之方"的传统看法。

凡此种种，在《张仲景方剂研究》一书中比比皆是，本人正是通过质疑、析疑来不断展开研究、提高认识。

（二）理论探讨与临床实践互为贯通，相得益彰

《张仲景方剂研究》可谓仁智互见，莫衷一是。但它是一部临床医学著作，其目的是指导临床，如果陷入以经注经的怪圈，则与仲景原意相违甚远。本人在研究中始终注重理论联系实践，实践佐证理论，走出了理论探讨与临床实践相互辉映的路子。如

"经方药量刍议"，列举四则病案，佐证教材换算法与柯氏换算法的异同与奇妙。"谈谈桂枝汤的作用"一文，对桂枝汤解表祛风、补益卫阳、健脾和胃、温补肝阳、温经活血五种作用均举验案列证。特别在"麻黄汤治疗感冒的体会"中，以案析理，以理释案，十分精彩。

本人在进行条文注疏理论探索之时，不忘收入了不少临床验案，如"麻黄汤治疗鼻衄小议""小青龙汤变通治疗咳喘""葛根汤治遗尿""芍药甘草汤治疗习惯性便秘""小柴胡汤的临床应用""白虎汤治愈顽固性自汗证""麻黄连翘赤小豆汤治愈自汗症"等，个案既有理论依据，又有临床心得：既有继承，又有发挥：案案精妙，有小方治大病，也有经方疗痼疾。

（三）与时俱进，古今融会

《伤寒论》原是朴朴实实辨证论治的专著，我们学习它，不是玩古董，也不是读《圣经》，而是"古为今用"，要用现代科学知识提高古代经验认识，发展临床医学理论，指导临床实践。如在"《伤寒论》中的正邪观"一文中，结合控制论理论提出正邪观是一种科学思维方法；在"浅析《伤寒杂病论》的免疫学思想"一文中更是运用现代实验研究成果论述了其免疫学思想，提出用现代科学方法和手段去认识和整理仲景学术的科学实质很有必要。而在"桂枝去芍药加蜀漆牡蛎龙骨逆汤治疗心律失常"一文中，更是用现代药理实验证明该方适用于心阳不振、痰湿痹阻型心律失常的科学性。在"葛根芩连汤证脉象探讨"中援用了药理研究成果、动物实验结果、脉学研究成果及临床案例，以论据说理。在"《伤寒论》四逆散用枳实浅议"、"《伤寒论》真武汤用芍药浅议"文中，对枳实强心通脉，芍药除起利水气、益阴津作用外，尚有平肝息风之功的论述，同样是古今融会、以证据说理，不得不令人折服。

（四）文风精巧，说理透彻

《张仲景方剂研究》一书，其实就是本人学习《伤寒论》的读书析疑与临证心得。全书文章篇幅长短不一，错落有序，精妙隽永；理论联系实际，说理透彻，既高屋建瓴，又层次分明，既有科学推理，又有现代科学成果佐证，更有临证心得，视野开阔。此书对中青年中医来说，对掌握仲景的辨证论治理论大有裨益。

本人从事中医临床工作近 40 年，对中医药问题进行了多年思索，一方面，中医能历经数千年而不衰，中医在临床上能治好病，这是获得广大人民信任的根本原因；另一方面，表明中医有其一套独特的行之有效的诊疗方法。本人认为，即使现代医学发展到更高更新阶段，传统中医的辨证论治方法不可抛弃，必须更好地继承和发扬。人体是一个复杂的系统，人体的奥妙远未完全揭示，中医辨证论治方法还有继续发展的前途。

本人不揣谫陋，借新书出版之际谈一些个人粗浅看法，以就教于广大读者，并希望得到共识。

林家坤

2020 年 11 月